JN116587

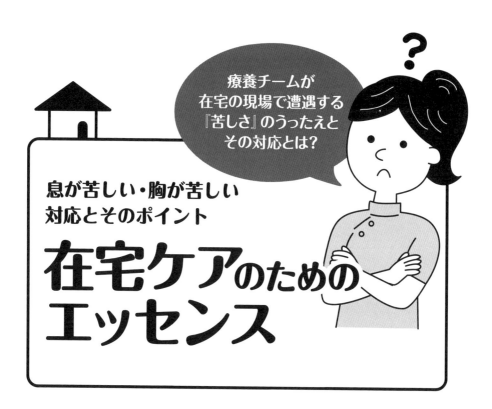

療養チームが
在宅の現場で遭遇する
『苦しさ』のうったえと
その対応とは?

息が苦しい・胸が苦しい
対応とそのポイント

在宅ケアのための
エッセンス

エム・イー・タイムス

はじめに

　近年、「病院の中から外へ」の療養者（患者）が増え、療養チームによるケアが非常に重要になってきました。そのなかで、在宅療養者のケアに日々密接に関わっている様々な職種の関係者のみなさまから、「現場で役立つハンドブック的なものがあればいいのにね」という要望が増えつつあることを認識するようになりました。

　この度、『息が苦しい』『胸が苦しい』という、日常で遭遇する頻度の高い症状、さらにはそれが急変や重症化につながる症状に焦点をあて、症候の基本と対応のポイントを中心に、現場で直ちに役立つ知識のエッセンスを一冊のハンドブックにいたしました。在宅療養者のケアに携わっていらっしゃる多職種のみなさまにわかりやすく、かつ迅速な対応につなげていただけるよう、その分野を専門とする医師、看護師、心理士により作成致しました。

　このハンドブックは、第一の目的を現場で迅速に対応できる内容を中心に記載することといたしました。そのため、異常の病態や疾患の詳細についての記載は十分とはいえず、これに関してはそれぞれの専門書をご参考に頂き、知識を深めて頂ければと思います。このハンドブックを、在宅療養者ケアに関与されるみなさまのお供として常備して頂き、実践に役立たせて頂ければ幸いです。

2020年1月

監修・執筆者を代表して

大草知子

松永和人

監修・執筆者紹介

監修・執筆

● 大草　知子
宇部フロンティア大学人間健康学部
看護学科　教授

● 吉田　俊子
聖路加国際大学　看護学部長
大学院看護学研究科　教授

● 松永　和人
山口大学大学院医学系研究科
呼吸器・感染症内科学講座　教授

● 亀井　智子
聖路加国際大学大学院
看護学研究科　教授

執筆者 (五十音順)

● 猪飼　やす子
聖路加国際大学大学院　看護学研究科
助教／慢性疾患看護専門看護師

● 菅原　亜希
宮城大学　人間・健康学系／看護学群
成人看護学　助教

● 上田　博臣
滋賀県立小児保健医療センター看護部
／慢性呼吸器疾患看護認定看護師

● 名尾　朋子
宇部フロンティア大学人間健康学部
看護学科　教授

● 岡本　香津美
前・和歌山県立医科大学附属病院看護部
／慢性疾患看護専門看護師

● 中西　美貴
大阪大学医学部附属病院　専門看護室
／慢性呼吸器疾患看護認定看護師

● 柿並　洋子
宇部フロンティア大学人間健康学部
看護学科　助教

● 濱田　和希
山口大学大学院医学系研究科
呼吸器・感染症内科学講座

● 酒木　保
宇部フロンティア大学人間社会学部
福祉心理学科　教授

● 李　民純
公益財団法人　星総合病院
／慢性心不全看護認定看護師

● 東雲　紀子
公立大学法人福島県立医科大学附属病院
看護部／慢性心不全看護認定看護師

● 若林　律子
関東学院大学　看護学部
療養支援看護学　准教授

※所属・肩書きは掲載当時のものです。

3

目次

第1部
息が苦しい

1章　症候の基本

2章　ケアの実際

第2部 胸が苦しい

1章　症候の基本

2章　ケアの実際

第1部
息が苦しい

1章　症候の基本

重要なポイントと
ピットフォール

■ 重要なポイント

● 息苦しさ、呼吸困難の定義は「呼吸に伴う不快な感覚」であり、体内の酸素濃度が低下することで呼吸困難が生じます。

● 体内の酸素濃度が低下すると**パルスオキシメータで経皮的動脈血酸素飽和度（SpO_2）が低下**します。酸素濃度の低下は重要臓器の障害をきたす恐れがあります。

● 手足が冷たい状態だとパルスオキシメータの数値は実際よりも低めになり、一酸化炭素中毒やマニキュアをした状態では測定値が不正確になることがあるため注意が必要です。

● 異常呼吸は病気やその状態を反映しており、緊急を要するものが含まれています。

● COPD をもつ療養者（患者）へ在宅酸素療法を行う際は CO_2 ナルコーシスによる**呼吸停止**に注意が必要です。

病態について

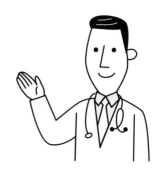

▊ 呼吸困難

1.「息苦しい」と感じるメカニズム

「息苦しい」ことを医学用語で呼吸困難といいます。呼吸困難は「呼吸に伴う不快な感覚」と定義されています[1]。呼吸困難は主に血液中の酸素濃度が低下することによって生じますが、不安や抑うつ、パニック障害など心理的要因によって生じる場合もあります。

呼吸困難は主観的な症状ですが、実際には脳の内部にある酸素のセンサー（受容体）が酸素濃度の低下を感知することで脳が息苦しいと認識します。さらに頸動脈や大動脈の近くにある酸素のセンサー（受容体）が血液の酸素濃度の低下を感知し、センサーとつながっている迷走神経が刺激されて、脳内にある呼吸中枢まで電気信号が到達し、それによっても呼吸困難を感じます（**図1**）。

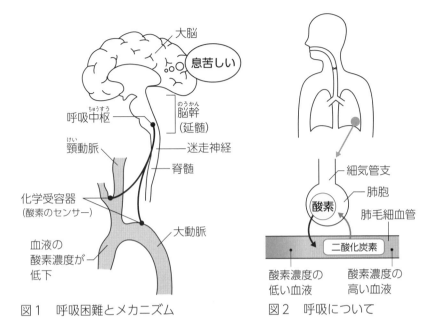

図1　呼吸困難とメカニズム

図2　呼吸について

2．酸素濃度の低下

　肺は肺胞というとても小さな空気の袋（肺胞の直径は約0.3mm）が無数に集まって構成されていますが、肺胞は左右の肺で合計約5億個あり、総表面積はテニスコート半分に相当します（約85m²）[2]。肺胞と肺毛細血管が接しており、肺を流れる血液を通じて、空気中の酸素を取り入れ、血液中の二酸化炭素を排出しています（**図2**）。しかし肺炎や心不全などによって肺胞内に水が貯留すると、酸素の取り込みが妨げられます。これによって血液の酸素濃度が低下し、それを「息苦しい」と感じます。また喘息や慢性閉塞性肺疾患（COPD）のように空気の通り道（気管支）が狭くなる病気では、呼吸によって肺の中へ空気をうまく取り入れることが出来なくなるので酸素濃度が低下し呼吸困難を生じます。さらに肺の血管（肺動

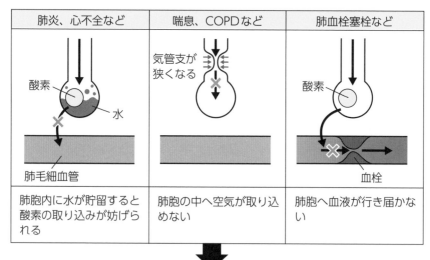

肺炎、心不全など	喘息、COPDなど	肺血栓塞栓など
肺胞内に水が貯留すると酸素の取り込みが妨げられる	肺胞の中へ空気が取り込めない	肺胞へ血液が行き届かない

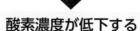

酸素濃度が低下する

図3　酸素濃度の低下

脈）に血栓が詰まってしまう肺血栓塞栓症では肺胞に血液が行き届かなくなります。すると、酸素と二酸化炭素の交換が行えず、酸素濃度が低下します**（図3）**。

　酸素濃度の低下は実際には動脈血の採血（動脈血液ガス分析）で調べますが、パルスオキシメータという小型の医療機器を用いて、指の爪の色調から高い精度で血液の酸素濃度を推定することができ、医療の現場でよく用いられています。測定された数値は経皮的動脈血酸素飽和度（SpO_2）と呼ばれます。SpO_2はサチュレーションとも呼ばれます。数値はパーセンテージで示され、95％以上を正常とし、90％を下回ると臓器がダメージを受けてしまう可能性があります。手足が冷たい状態だと実際よりも低い数値が出てしまい、一酸化炭素中毒や指にマニキュアをした状態では測定値が不正確になることがあるので注意が必要です。

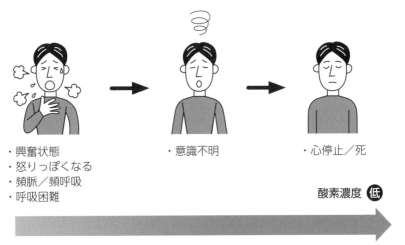

・興奮状態
・怒りっぽくなる
・頻脈／頻呼吸
・呼吸困難

・意識不明

・心停止／死

酸素濃度 **低**

図4　酸素濃度が低下すると…

3．酸素濃度低下の影響

　酸素濃度が低下した状態が続くと脳や心臓など生命維持に不可欠な臓器がダメージを受けてしまいます。血液中の酸素濃度が低くなると、まず呼吸困難が出現しますが、低下するにつれて興奮状態や怒りっぽくなるなどの症状が現れ、次第に意識不明となり最終的には心臓が停止し死に至ってしまいます **（図4）**。このように**低酸素状態は緊急性の高い状態**であり、ただちに医療機関を受診する必要があります。酸素濃度が低下した場合は酸素マスクなどで酸素投与を行いますが、酸素濃度が保てなくなると人工呼吸器管理が必要となります。まずは気管挿管を行わずに高濃度の酸素を投与する非侵襲的人工呼吸器(NPPV)と呼ばれる方法で呼吸管理を行います。それでも酸素濃度が維持できなくなると、気管挿管による人工呼吸器や体外式膜型人工肺装置が必要となり、集中治療室での管理が必要です。こういった侵襲的な治療は体への負担が非常に大きく、また行ったからといって必ずしも救命できるのではありません。療養者

の背景（年齢や基礎疾患など）によっては、敢えて侵襲的な治療を行わない選択肢もあります。このような延命処置は療養者とその家族の**尊厳**や**意思決定**に関わる重大な選択となります。延命処置を行うか、行わないかについては、本人・家族とも十分な話し合いを重ねたうえで決定していく必要があります。

4．心理的要因による呼吸困難

呼吸困難は「呼吸に伴う不快な感情」であると冒頭で述べましたが、脳には心理的な影響を受ける大脳皮質という部位があります。不安、抑うつ、パニック障害などがあると、血液中の酸素濃度低下がないにも関わらず、大脳皮質が心理的な影響を受けて呼吸困難を感じることがあります[1]。しかし心理的要因による呼吸困難は、肺の病気による呼吸困難との見分けが難しいため注意が必要です。見分け方としては、呼吸困難の訴えのわりにパルスオキシメータで測定したSpO_2値(%)が低下していないことが挙げられますが、判断が難しい場合もあるため、気になるようであれば早めに医療機関を受診しましょう。

■ 異常呼吸

異常呼吸とは

呼吸の回数や深さ、呼吸様式、呼吸リズム、呼吸音に異常がみられることを異常呼吸といいます。種類としては様々なものがあります（**表1**）。それぞれの異常呼吸の背景には特有の病態があり、異常呼吸の種類から病状や病気を推測することが出来ます。異常呼吸は緊急を要します。

表1　異常呼吸のパターン

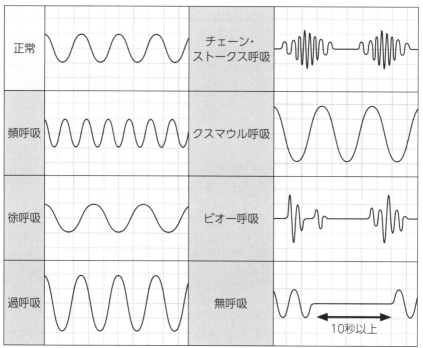

1．頻呼吸

　呼吸回数が1分間に24回以上の状態と定義されます。しばしば呼吸困難を伴います。肺疾患や心疾患で酸素濃度（SpO₂）が低いために、より多くの酸素を取り入れようとして呼吸の回数が増えた状態です。

2．徐呼吸

　呼吸回数が1分間に9回以下の状態です。鎮痛剤として用いられる医療用麻薬の副作用によって呼吸抑制が生じ、徐呼吸となる場合があります。また脳の病気でも徐呼吸が生じます。呼吸停止につながることもあります。

３．過呼吸

呼吸が深くなることを過呼吸といいます。通常、呼吸回数も多くなります。不安やパニック障害など心理的要因で生じますが、頻呼吸やクスマウル呼吸と区別が難しいことがあるため安易な判断は避けましょう。

４．チェーンストークス呼吸

脳の病気や重度の心臓病によって脳の血流が低下することで生じる異常な周期的呼吸をいいます。１回あたりの換気量が徐々に増え、徐々に減っていくことを周期的に繰り返します。

５．クスマウル呼吸

本来ヒトの血液のpHは中性ですが、病気によって体の血液のpHが酸性に傾くことがあります。この場合ゆっくり深い呼吸をし、二酸化炭素を排出することで、血液のpHを中性に戻そうとする働きがあります。この深い呼吸をクスマウル呼吸といいます。血液が酸性になると重要臓器に不可逆的なダメージが生じます。

６．ビオー呼吸

脳の病変があるときに生じる不規則な呼吸です。不規則に速く浅い呼吸と速く深い呼吸がみられます。

７．起坐呼吸

息苦しさのため仰向けになれない状態です。心不全でみられることが多いですが、喘息発作や慢性閉塞性肺疾患（COPD）の急性増悪（詳細は後述）でみられることがあります。座ることによって重力で横隔膜が下がり、呼吸がしやすくなるために起坐呼吸が生じます。

8．下顎呼吸

あえぎ様の呼吸にみえますが、実際には呼吸停止しており、血圧が極端に低下した状態（ショック）や心肺停止状態で生じます。死の間際にみられることが多いことから、死戦期呼吸とも呼ばれます。呼びかけに反応がない場合、すぐに救急車を呼び、ただちに心肺蘇生（胸骨圧迫）を行ってください。

9．無呼吸

一時的に10秒以上呼吸が停止した状態です。呼吸停止状態や睡眠時無呼吸症候群でみられます。

10．異常呼吸音

肺や気管支など呼吸器の病気では聴診で異常呼吸音が聞こえることがあります。異常呼吸音には水泡音（コースクラックルス）、喘鳴（ウィーズ）、捻髪音（ファインクラックルス）、いびき音（ロンカイ）があります。

●水泡音

息を吸うときに「プツプツ」と断続的に聞こえる音を水泡音（コースクラックルス）といいます。肺炎や心不全などで肺胞に水が貯留することで聴取されます。

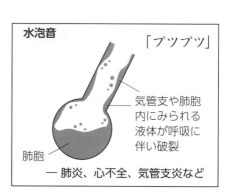

水泡音　　　　　　　　　「プツプツ」

気管支や肺胞内にみられる液体が呼吸に伴い破裂

肺胞

— 肺炎、心不全、気管支炎など

● 喘鳴（ぜんめい）

息を吐いた時に「ヒュー」「ピー」と連続性に聞こえる音を喘鳴（ウィーズ）と呼びます。喘息、COPD、心不全など末梢の気管支が狭くなる病気によって生じます。

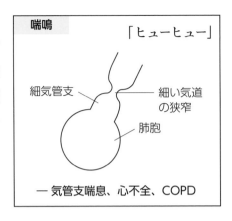

喘鳴　　　　　　　　　「ヒューヒュー」

細気管支　　　細い気道の狭窄

肺胞

― 気管支喘息、心不全、COPD

● いびき音

息を吸うとき、吐くときに「グー」と断続的に聞こえる音をいびき音（ロンカイ）と呼びます。末梢の気管支ではなく、比較的中枢（口に近い方）の気道に痰や気道分泌物が貯留した状態を反映しています。

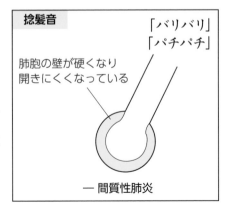

いびき音　　　　　　　「グー」
　　　　　　　　　　　「ボー」

気管

痰、気道分泌物

気管支内の腫瘍

太い気道

太い気道に痰、気道分泌物が貯留

― 気管支炎、COPD、腫瘍

● 捻髪音（ねんぱつ）

息を吸うときに「バリバリ」「パチパチ」と断続的に聞こえる音を捻髪音（ファインクラックルス）と呼びます。間質性肺炎（詳細は後述）など肺が線維で硬くなる（線維化）病気で聞こえます。

捻髪音　　　　　　　　「バリバリ」
　　　　　　　　　　　「パチパチ」

肺胞の壁が硬くなり開きにくくなっている

― 間質性肺炎

11. 異常呼吸まとめ

先に述べたとおり、それぞれの異常呼吸は病気やその状態を反映します。異常呼吸の程度が病気の重症度を反映しています。例えば頻呼吸で呼吸回数が 1 分間に24回から30回に増加する場合は、実際に病状も悪化している場合が多いです。このように異常呼吸は療養者の病状を把握する上で大変有益な情報です。しかし、異常呼吸だけでは病気や病状を判断することはできず、診断のためには医療機関での専門的検査が必要となります。異常呼吸がみられる場合は原因となっている病気を明らかにし、それぞれの病気に応じた適切な治療を行う必要があります。異常呼吸の程度が強くなっている場合や異常呼吸が新たに出現する場合は、速やかに医療機関を受診してください。

喘鳴
ぜんめい

1. 喘鳴について

喘鳴は何らかの原因で空気の通り道（気道）が狭くなることで聴こえる「ヒュー」という音です。喘鳴が聞こえる場合、命にかかわる病気が隠れている可能性があるため、喘鳴の原因となっている病気を明らかにし、適切な治療を受ける必要があります。喘鳴では空気の通り道が閉塞しているため、肺への空気の取り込みが障害されることで呼吸困難がみられ、酸素濃度の低下を伴うことがあります。喘鳴がみられる場合は、経皮的動脈血酸素飽和度（SpO_2）の測定が必要であり、SpO_2(%)が低下している場合は酸素の吸入が必要となります。

２．喘鳴が起こる病気

　喘鳴は空気の通り道が狭くなることで生じますが、息を吸った時（吸気時）に聞こえる場合と、息を吐いた時（呼気時）に聞こえる場合で、病気の種類や病気が存在する場所が異なります。喘鳴が吸気時に聞こえるか、それとも呼気時に聞こえるかを区別しましょう（**表２**）。

表2　喘鳴の原因となる病気

	吸気時の喘鳴	呼気時の喘鳴
病変の部位	上気道	下気道（気管支）
原因となる病気	・喉頭蓋炎 ・声帯麻痺 ・窒息 ・悪性腫瘍	・喘息 ・慢性閉塞性肺疾患(COPD) ・心不全

　吸気時に喘鳴が聞こえる場合には、喉頭や上部気管など上気道に病変があることが多いです。窒息や、声帯麻痺、喉頭蓋炎という病気などで上気道が閉塞すると、吸気時に喘鳴が聞こえます。また、稀ですが肺癌など胸部に出来る腫瘍で気道や上部気管が圧迫されて閉塞する場合にも、吸気時に喘鳴が聞こえます。

　これに対し呼気時に聞こえる場合には末梢の気管支に病気がみられることが多いです。気管支が収縮して狭くなる喘息では、呼気時の喘鳴がおこります。喫煙によって空気の通り道である気管支に炎症が起こり、気管支が狭くなってしまう慢性閉塞性肺疾患（COPD）でも同様に喘鳴がみられます。心不全で気管支がむくみ、狭くなることでも呼気時に喘鳴が起こります。このことから心不全は心臓喘息とも呼ばれ、喘息と間違えられることもあるため、注意が必要です。

　喘鳴を生じる病気には喘息以外に様々なものがあります。そのた

め喘息の治療を行っても喘鳴が改善しない場合は、もちろん喘息の治療が不十分なこともありますが、喘息以外の病気で喘鳴が生じている可能性もあるので注意が必要です。

参考文献

1) American Thoracic Society/1999/Dyspnea. Mechanisms, Assessment, and management：a consensus statement/Am J Respir Crit Care Med.
2) 著者：John B. West, 訳者：桑平一郎/2009年/ウエスト呼吸生理学入門正常肺編/メディカル・サイエンス・インターナショナル

考えられる 疾患について

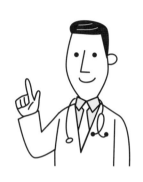

■ 呼吸器疾患

1. 肺炎

　細菌、ウイルスなど病原体の感染によって肺胞内に炎症が起こり、水がたまった状態を肺炎といいます。肺胞の中に水がたまることで酸素の取り込みが障害されて、体内の酸素濃度が低下し呼吸困難を生じます。呼吸困難以外の症状として咳、膿性痰（黄色や緑色や茶色など色のついた痰）、発熱、食欲低下などがあります。聴診では肺胞に水がたまったことを反映して「プツプツ」という水泡音（コースクラックル）が聞こえます。細菌性肺炎の頻度が高く、細菌性肺炎の場合は細菌の勢いを抑える抗生剤の内服または点滴で治療を行います。肺炎で体力が落ち、食事や水分がとれず脱水状態となることがありますが、この場合は電解質の入った水分の点滴を行います。

　肺炎は日本の死因統計の上位を占めており、特に高齢者や基礎疾患のため免疫力（抵抗力）が低下した療養者では肺炎は致命的にな

る可能性の高い病気です。また、咳反射が低下している高齢者や脳血管疾患の後遺症で誤嚥を起こしやすい状態にある療養者では、誤嚥性肺炎を繰り返すことがあります。誤嚥性肺炎を繰り返さないためには、食事内容をとろみがついた軟らかい食事へ変更する必要があります。また誤嚥の予防に嚥下リハビリテーションを行うことも有効です。

　代表的な病原菌の肺炎球菌は最も頻度が高く、なおかつ重症になりやすい菌です。予防方法として**肺炎球菌ワクチン**の予防接種があります。65歳以上の高齢者では保険適応となっているので、積極的に予防接種を行いましょう。また高齢者や肺にもともと病気がある人では、インフルエンザに細菌性肺炎を合併しやすく重症化する場合があるため、インフルエンザワクチンを接種することが勧められます。

　病院内や介護施設で発症した肺炎（医療介護関連肺炎）は、抗生剤が効きづらい**耐性菌**による肺炎が多いと言われています[1]。耐性菌が多いことや体力の低下した高齢者で発症することから、医療介護関連肺炎は重症化しやすい傾向にあり致命的になる可能性が高い肺炎です。耐性菌は、診療やケアを行う医療従事者が媒介者となって広げてしまう恐れがあるため、療養者のもとを訪ねる前後で手指消毒をしっかり行い、もし耐性菌が検出された場合は、手袋やガウンを使用するなど感染対策を十分に行ってください。

2. 閉塞性肺疾患

　気管支喘息（喘息と同義）や慢性閉塞性肺疾患（COPD）は空気の通り道である気管支が狭くなることから閉塞性肺疾患と呼ばれます。どちらも喘鳴、呼吸困難という共通した症状がみられます。また聴診ではどちらも喘鳴（ウィーズ）が聞こえます。気管支喘息と

COPDは共通した特徴を持っており、見分けはしばしば困難です。

●気管支喘息

　気管支喘息はアレルギー反応によって気道に炎症が生じる病気です。炎症で気道が過敏になり気管支が収縮して狭くなります（図1）。気管支が収縮してしまうと肺の中へ空気を取り込めず、息苦しさを生じ酸素濃度が低下します。ほかには咳や痰がみられます。夜間や明け方に症状が悪化しやすく、1日のなかで症状が変動することが気管支喘息の大きな特徴です。気管支喘息には安定期と発作の2つの状態がみられます。

　安定期は**吸入ステロイド**によって気道の炎症を鎮め、気管支拡張薬によって気管支を広げることで、咳、痰、息苦しさといった喘息症状を抑える治療を行います。重症の場合では生物製剤（抗体）を使用することがありますが、治療費用が高価である点が難点です[2]。

　喘息発作は安定期に比べ気管支が収縮した状態のことをいい、普段よりも呼吸困難を感じます。咳や息苦しさで夜眠れないこともあります。ひどい発作の場合は横になることが出来ず、ときに**重篤な発作（重積発作）**で、命を落とすこともあります。

　喘息発作は主に気管支炎や肺炎などの呼吸器感染症、喫煙、アレルゲン（ダニやハウスダスト、花粉など）の吸入がきっかけで生じます。ときに風邪薬や痛み止めの薬で発作が生じる場合があり（アスピリン喘息）、この場合は風邪薬や痛み止めの薬の選択に細心の注意を払う必要があります。

　発作では喘鳴が悪化し、空気を取り入れることが出来ず普段よりも強い息苦しさを感じます。酸素濃度（SpO₂）が低下することもあり、この場合は酸素投与や発作を鎮める治療が必要になりますので、すぐに医療機関を受診してください。発作時は**気管支拡張薬吸**

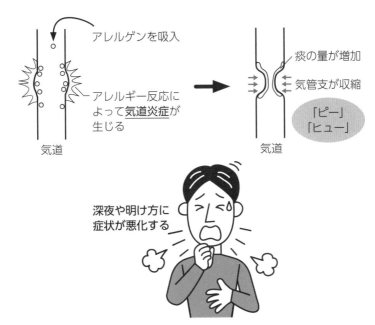

図1　喘息

入を行い、**全身ステロイド投与**が必要になる場合も多くみられます。重篤な発作ではアドレナリン筋肉内注射を行いますが、それでも改善しない場合は人工呼吸器管理が必要です。治療法の進歩で喘息によって亡くなる療養者は年々減少しておりますが、現在でも日本全国で毎年約1,500人が喘息発作で亡くなると言われています。

　気道の炎症が落ち着いていない療養者は、毎日欠かさず吸入ステロイド薬を吸入する必要があります。療養者によっては吸入薬の使い方に問題があり、しっかりと吸入治療が行えていないことがあるため、**吸入手技確認**や**吸入指導**が重要になります。また高齢者や病気への理解が難しい療養者では、毎日吸入する薬剤を吸入していないことがあるため（アドヒアランスの低下）、定期的に毎日吸入を行っているどうかの確認も必要です。

● 慢性閉塞性肺疾患（COPD）

　COPDは喫煙や粉じんによって慢性的に気管支に炎症が起こり、気管支（内腔部分）が狭くなる病気です。また喫煙や粉じんで肺胞が破壊され、肺の中に気腫という空気の袋が生じ、これを肺気腫と呼びます**（図2）**。

　COPDでは気管支が狭くなることで肺胞へ空気を取り込むことが出来ず、また酸素の交換を行う肺胞が破壊されることで、酸素濃度が低下し息苦しさが生じます。初期は階段を昇った時や重い荷物を持つなど重労働を行った時にのみ息苦しさを感じますが、進行すると短い距離を歩いたり、着替えや入浴など軽い作業をしたりするだけで息苦しさが生じます。**気管支拡張薬**の吸入で狭くなった気管支を広げることで息苦しさをとります。

　気管支喘息と同様に病状が比較的安定している安定期と、普段よりも息切れ、咳、痰などの症状が悪化した急性増悪の2つの状態があります**（図3）**。

　安定期では、痰の産生を抑え、気管支を拡張させる作用のある**長時間作用型抗コリン薬**や気管支を拡張させる**長時間作用型β_2刺激薬**を吸入する治療を行い、息切れや痰の症状を改善させます。また呼吸器リハビリテーションも有効であり、COPDをもつ療養者の生活の質を向上することが分かっています**（図4）**[3]。

　急性増悪は気管支炎・肺炎など感染症や喫煙などをきっかけに強い気道炎症が生じた状態です。気道の炎症によって普段よりも痰の量が増え、息苦しさが悪化します。気管支拡張薬（短時間作用型β_2刺激薬）の吸入で気管支を広げる治療を行い、抗炎症作用のあるステロイドを投与することで気道の炎症を鎮める治療を行います。また細菌感染がみられることが多いため抗生剤の投与も行います。重症例では非侵襲的人工呼吸器（NPPV）で呼吸管理を行うことがあ

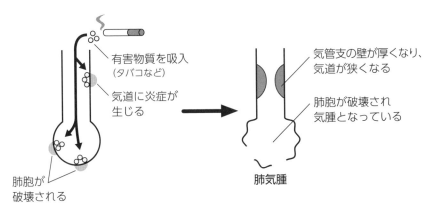

図2　慢性閉塞性肺疾患（COPD）

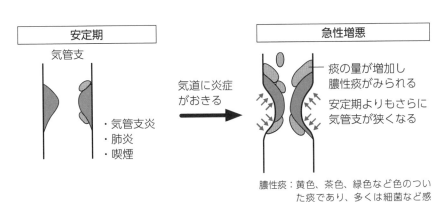

図3　COPD急性増悪

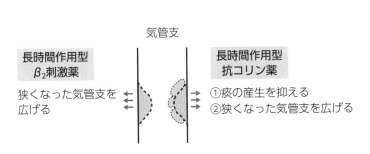

図4　COPDの治療（安定期）

表1　CO₂ナルコーシスの症状

	症状
早期	頭痛、吐き気、気分不良、興奮状態
進行例	意識障害、昏睡状態、呼吸停止、心肺停止

ります。

　COPDが進行して常に酸素濃度が低下した状態が続くと重要臓器が障害を受けてしまうため、在宅酸素療法が必要となります。また呼吸困難を取り除くために医療用麻薬のモルヒネを使用することがあります。

　COPDの療養者に在宅酸素療法を行う場合には、二酸化炭素（CO_2）が貯留した**CO₂ナルコーシス**という状態に注意が必要です。COPDでは気管支が閉塞しているためCO_2をうまく吐き出せず、血液中のCO_2濃度が増加することがありますが、酸素投与で体内の酸素濃度が過剰になると、脳の呼吸中枢が呼吸の指令を出すことを怠けてしまい、呼吸回数が減少してしまいます。呼吸回数が減少すると体内のCO_2を吐き出せなくなり、血液中のCO_2濃度が異常に高くなるCO₂ナルコーシスという状態に陥ってしまいます。初期では頭痛や吐き気、気分不良がみられますが、進行すると意識不明・昏睡状態になり、最終的には**呼吸停止**し危険な状態に陥ってしまいます（**表1**）。**酸素の過量投与は危険**ですので、酸素量は必ず処方通りに使用する必要があります。また在宅酸素療法を行っている療養者で上記のような症状が現れた場合はすぐに医療機関を受診する必要があります。

3. 拘束性肺疾患（間質性肺炎）

　先述の細菌やウイルスなど感染によって起こる肺炎とはまったく

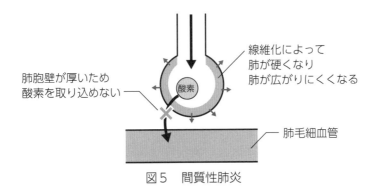

肺胞壁が厚いため
酸素を取り込めない

線維化によって
肺が硬くなり
肺が広がりにくくなる

酸素

肺毛細血管

図5　間質性肺炎

表2　間質性肺炎の原因と治療

原因	治療
原因不明 （特発性肺線維症）	・抗線維化薬
膠原病・血管炎	・ステロイド ・免疫抑制剤
薬剤	・原因薬剤の中止 ・ステロイド（免疫抑制剤）
粉じん・吸入抗原 （鳥など）	・抗原の回避 ・ステロイド（免疫抑制剤）

別の病気である点に注意が必要です。間質性肺炎は肺が硬くなる現象（線維化）によって肺が広がりにくくなり、空気を取り込む力（肺活量）が低下する病気です。また、この病気では肺胞と血管の間の「壁」（肺胞壁）が厚くなることによって酸素を取り込む能力が低下し酸素濃度が低下します（**図5**）。聴診では肺が硬くなったことを反映して「バリバリ」という**捻髪音**（ファインクラックルス）を聴取します。

　間質性肺炎は様々な原因でみられる病気です（**表2**）。本来は病原体を排除する役割を担う白血球が自分自身の肺や血管を攻撃して

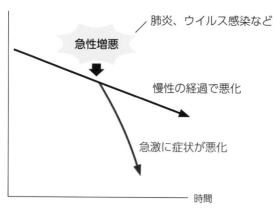

急性増悪

肺炎、ウイルス感染など

慢性の経過で悪化

急激に症状が悪化

時間

図6　間質性肺炎の経過

しまう膠原病や血管炎と呼ばれる病気で間質性肺炎が生じることがあります。薬剤の影響で間質性肺炎を生じる場合もあります。また原因不明の間質性肺炎（特発性間質性肺炎）もしばしばみられます。

　間質性肺炎は慢性に進行し、徐々に息苦しさが悪化していく病気ですが、ときに急性経過で肺に強い炎症が生じて病状が急激に悪化してしまう、**急性増悪**という状態があります**（図6）**。急性増悪は命にかかわる重篤な状態で、ただちに医療機関の受診が必要になります。急性増悪はウイルス感染や細菌感染が引き金になることもあるため、肺炎球菌ワクチンおよびインフルエンザワクチンの接種や外出後の手洗いを行うなど感染予防が重要になります。

　間質性肺炎では呼吸器リハビリテーションが生活の質の向上に有効といわれています。間質性肺炎が進行し常に酸素濃度が低い状態となった療養者では在宅酸素療法が必要となります。呼吸困難を取り除くために医療用麻薬のモルヒネを使用することがあります。さらに進行して全身状態が悪化し、通院が困難になった場合では在宅医療が特に重要となります。

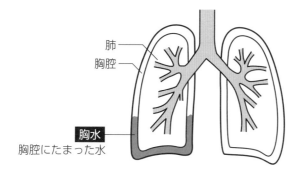

図7　胸水

肺
胸腔
胸水
胸腔にたまった水

4．ARDS（急性呼吸窮迫症候群）

重症肺炎、細菌感染症が重症化することで血液の中にも細菌が入った状態（敗血症）、体で負担の大きな手術、交通事故など高エネルギー外傷などでは体内に炎症物質（サイトカイン）が大量に発生します。この炎症物質が血液を通じて全身へ回り、炎症が肺にも及び、肺胞に水がたまり線維化で硬くなり、酸素が取り込めない状態をARDS（急性呼吸窮迫症候群）といいます。酸素低下し呼吸困難が現れます。致命的な病気です。

5．胸水

胸の中に貯まった水を胸水といいます。肺胞の中ではなく、肺の外（胸腔内）に水がたまることをいいます（**図7**）。肺癌など肺に出来た悪性腫瘍で胸水が貯まることがあり、癌性胸水（悪性胸水）といいます。ほかにも肺炎、結核、関節リウマチ、寄生虫など様々な肺の病気で生じます。肺の病気で生じた胸水は、左右どちらか片方の肺に貯留することが多いです。一方で、心不全、肝不全、腎不全、低栄養（低アルブミン血症）といった肺以外の病気で胸水を生

表3　胸水の原因

片側性胸水	両側性胸水
肺の病気が多い	肺以外の病気が多い
・肺癌 ・肺炎、膿胸 ・結核性胸膜炎 ・その他	・心不全 ・腎不全 ・肝不全 ・低アルブミン血症

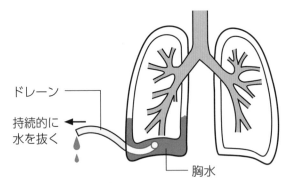

ドレーン

持続的に
水を抜く

胸水

図8　胸腔ドレナージ

じる場合もあり、肺以外の病気で胸水が生じる場合は両側の肺にみられます（**表3**）。

　このように胸水の原因となる病気は非常に多岐にわたりますが、胸水の原因を調べるためには、体表から胸腔を穿刺して胸水を採取する検査（胸腔穿刺）を行います。

　胸水は少量であれば症状はありませんが、胸水の量が増えると息苦しさを感じるようになり、酸素濃度（SpO_2）が低下します。胸水量が多い場合は胸の中へ管（胸腔ドレーン）を入れて持続的に水を抜く治療（胸腔ドレナージ術）を行う必要があります（**図8**）。また薬剤を胸腔内に投与し胸膜（肺を覆っている膜）と胸壁をくっつける治療（胸膜癒着術）を行う場合があります。

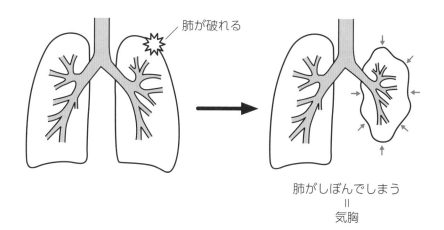

肺が破れる

肺がしぼんでしまう
＝
気胸

	特発性気胸	続発性気胸
	原因がはっきりしない	原因がはっきりしている
特徴など	高身長の若い男性に多い	COPD、肺癌、間質性肺炎など、肺の病気によって生じる

外傷性気胸：交通事故や転落など外傷によって肺が傷ついて起こる気胸

図9　気胸

6. 気胸

　肺は風船のように膨らんだり、しぼんだりすることで空気を吸い込んだり、吐き出したりする臓器ですが、気胸とは風船である肺が破れてしぼんでしまった状態です（図9）。

　気胸が起こってしまうと、肺がしぼみ十分ふくらむことが出来なくなり、空気を取り込むことが出来ません。そのため気胸では呼吸困難を感じ、酸素濃度が低下することがあります。また、気胸は急に肺が破れる病気なので、**突然の呼吸困難**を生じることが特徴です。気胸がおこった側の胸の痛みを伴うことも多くみられます（図10）。聴診では気胸がおこった側の呼吸音が小さくなります。破れた部分が自然にふさがり、自然によくなる場合もあるのですが、中等度以

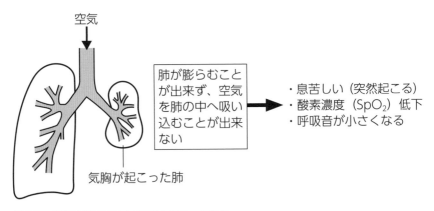

空気

肺が膨らむこと
が出来ず、空気
を肺の中へ吸い
込むことが出来
ない

・息苦しい（突然起こる）
・酸素濃度（SpO₂）低下
・呼吸音が小さくなる

気胸が起こった肺

図10　気胸が起こると突然息苦しくなる

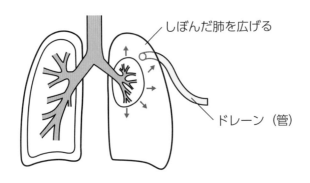

しぼんだ肺を広げる

ドレーン（管）

図11　胸腔ドレナージ術

上の気胸であれば胸の中（胸腔）に管を入れ、しぼんだ肺を広げる
治療（胸腔ドレナージ術）を行います **（図11）**。

7．痰詰まり・気道異物・誤嚥

　空気の通り道である気道に何かが詰まると、肺へ空気を取り込め
ず体内の酸素濃度が低下してしまい、呼吸困難を感じます。肺炎や

慢性の気道炎症などによって痰の量が増えると、気管支の中に痰が詰まることがあります。

　痰詰まりや気道異物は喉頭や上部気管の病変であるため、息を吸った時に喘鳴が聞こえます **（喘鳴の項（P21）を参照）**。痰や誤嚥した量が多い場合や気道異物が大きい場合は、窒息で突然命を落としてしまうことがあるため要注意です。窒息した場合はハイムリック法を行い、詰まった異物を出します。

　高齢者や脳血管疾患（脳出血、脳梗塞）によって排痰する力が低下したり、咳反射が低下したりすると、痰詰まりや誤嚥を生じやすくなります。痰の量が多い療養者や自力で痰が出せない療養者では定期的な痰の吸引が必要となります。自力で痰の喀出が困難な療養者では体位変換によって排痰を促すなど、排痰ドレナージによる理学療法が有効です。

参考文献
1) 日本呼吸器学会成人肺炎診療ガイドライン2017作成委員会／2017年／成人肺炎診療ガイドライン2017／一般社団法人日本呼吸器学会
2) 日本アレルギー学会喘息ガイドライン専門部会／2018年／喘息予防・管理ガイドライン2018／株式会社協和企画
3) 日本呼吸器学会COPDガイドライン第5版作成委員会／COPD(慢性閉塞性肺疾患)診断と治療のためのガイドライン2018[第5版]／一般社団法人日本呼吸器学会

心血管疾患 （詳細は「第2部 胸が苦しい」項を参照とします）

1. 心不全

　心不全は様々な心臓の病気によって心臓から全身へと血液を送り出すポンプ機能が低下した状態をいいます。ポンプ機能が低下すると肺から心臓へ流れる血液がうっ滞し、それによって肺の毛細血管の圧が高まります。すると血液中の水分が肺胞に漏れ出てしまい、

酸素の交換が障害されてしまいます。この状態を肺水腫といいます。聴診では肺胞に水がたまることを反映して水疱音（コースクラックル）が聞こえます。また気管支が水でむくむことで気管支が狭くなり喘鳴（ウィーズ）が聞こえることがあります。このことから心不全は心臓喘息とも呼ばれ、喘息と間違われることがあるため注意が必要です。下肢がむくむことが多いのが特徴です。

2．肺血栓塞栓症

　肺の血管（肺動脈）の中が血栓で詰まり、肺に流れる血流が低下した状態です。肺胞を通る血液量が低下することで肺胞での酸素の取り込みを行うことが出来なくなります。すると、酸素濃度が低下し息苦しさを感じます。血栓は突然詰まるため、突然の呼吸困難を生じることが特徴です。血栓を溶かす薬で治療します。

3．肺高血圧

　心臓から肺へ送り出す血管（肺動脈）が何らかの原因で狭くなり、肺動脈の圧が高くなった状態です。心臓から肺へ十分な血液量を送り出せないために、肺から血液への酸素の取り込みが十分に行えず、息苦しさを生じ酸素濃度（SpO₂）が低下する状態です。肺高血圧症は様々な原因で生じますが、多くの場合は進行した呼吸器疾患や心不全によって二次的に起こります。その他の原因については「第2部 胸が苦しい（P102）」を参照してください。

■ その他の疾患

1．アナフィラキシー

　食物や薬剤、虫刺されなどに対するアレルギー反応で全身の皮膚

にかゆみを伴う発赤やじん麻疹がみられることがあります。アレルギー反応が気道や気管支など皮膚以外に生じた状態をアナフィラキシーといいます。下痢や嘔吐を伴うこともあります。アナフィラキシーで気道がむくんでしまうと肺に空気を取り入れることが出来ず、息苦しいと感じます。重度のアナフィラキシーの場合は気道のむくみによって窒息してしまうため、気管挿管・人工呼吸器管理が必要になります。アナフィラキシーによって血圧が低下することがありますが、この状態をアナフィラキシーショックと呼び、非常に危険な状態です。アナフィラキシーが疑われる状況ではすぐに救急車を呼びましょう。過去にアナフィラキシーを起こしたことがある人は筋肉注射用アドレナリンを常備しておくことが勧められます。

2．貧血

　血液にとりこまれた酸素は、赤血球の中にあるヘモグロビンと呼ばれるたんぱく質と結合します。ヘモグロビンによって体中の臓器へ酸素が運搬されますが、このヘモグロビン濃度が低下した状態を貧血といいます。ヘモグロビン濃度は血液検査で測定します。貧血では体の組織へ十分な量の酸素を運搬することが出来ず、息苦しさを感じます。めまいや立ちくらみを伴うことが多いです。貧血による症状が強い場合やヘモグロビンの濃度が非常に低い場合は輸血を行いますが、貧血の原因となっている病気の治療が重要です。貧血は様々な病気で生じますが、詳細は他書へ譲ります。

3．神経筋疾患

　神経には筋肉へ電気信号を送り、筋肉を収縮させる働きがあります。呼吸は呼吸筋と呼ばれる筋肉が収縮することで行われますが、神経の働きが障害される神経疾患では筋肉に電気信号がうまく伝わ

らないために十分呼吸をすることができず、息苦しさを感じること
があります。

4．精神疾患・心因性

　日本の文化の構造から、心身一如^{しんしんいちじょ}という考えがある。つまり、心
理的な負荷が身体に影響する事を医療心理学では考えるのである。
特別な疾患が無いのに、なかなか症状が安定しない場合がこれに当
る。このような療養者にたいする面接依頼をうけることがある。そ
れらは精神科、小児科、産婦人科など多くの領域に渡る。問診だけ
ではその症状の究明が困難な場合には心理検査や査定面接が必要で
ある。あるいは療養者の心理面での継続的なケアが必要なこともあ
る。つまり、どの診療科であっても、心理的要因が病状に影響を及
ぼしていることがある。その場合には継続的に心理検査や心理面接
が必要になる。心理検査は発達検査、性格検査、知能検査に大別さ
れるが、これらの検査を必要に応じて組み合わせて使用し、診断の
一助にできる。各診療科での公認心理師ならびに看護師の役割につ
いて触れておく。精神科には重篤な精神病の療養者が多いが、それ
以外の神経症の療養者の場合には、そのときの状態や病態水準によ
っては医師の指示により公認心理師や看護師が、面接を中心に治療
に当たる場合がある。つまり、親身になって話を聞くことで、療養
者はこころと身体の安定をもたらすのである。

第1部
息が苦しい

2章　ケアの実際

本章では、呼吸器疾患をもち息苦しさ等を訴える在宅療養者へのケアに焦点をあて、包括的呼吸リハビリテーションを基盤としたチームによる具体的支援について述べます。

重要なポイントと
ピットフォール

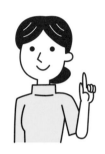

■ 重要なポイント

- 息切れを生じる要因となる基礎疾患には、喘息、肺炎、肺気腫や慢性気管支炎など慢性閉塞性肺疾患（COPD）、肺結核後遺症、間質性肺炎、肺がん、胸水、気胸などの呼吸器疾患のほか、神経難病、気管支異物、誤嚥、心理的因子などがあります。

- 在宅酸素療法（HOT）実施者の基礎疾患では、COPD が45％を占めていますが、肺線維症・間質性肺炎・じん肺・膠原病・農夫肺18％、肺結核後遺症12％[1]と多様であることを忘れてはなりません。

- 急性呼吸器疾患では、速やかに治療につなげ、息切れの緩和を図ることが重要ですが、慢性呼吸不全では、長期の自己管理が必要とされます。

- 包括的呼吸リハビリテーション[2]により、日常生活全般にわたる多角的なアプローチを行い、息切れを緩和できる対処法を本人が身につける支援が特に重要となります。

- 息切れだけに着目することでは不十分であり、息切れを低減するために、本人の疾患や治療に関する理解を向上し、禁煙や薬物治

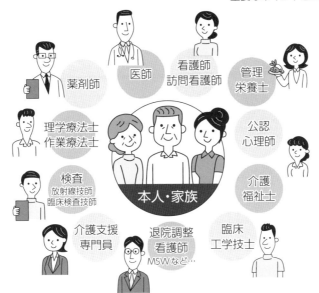

図1　呼吸リハビリテーションを支援するチーム

療への正しい知識をもつこと、インフルエンザや肺炎球菌などの
ワクチン接種など呼吸器感染と重症化予防をはかること、また、
基礎疾患の増悪予防のための具体的な対処方法として、息切れを
防ぐ呼吸法の習得、運動療養、栄養と食事の改善、在宅酸素療法
の適切な実施など、適切な息切れ予防のための行動につながるケ
アを行うことが大切です。

● その他仕事への復帰や社会資源の活用などの社会面、不安感やう
つなど心理面など、総合的にアセスメントし、多職種チームで支
援することが重要です。

● 在宅療養者と家族を中心に据え、医師、医療機関の看護師、理学
療法士、作業療法士、臨床工学士、介護福祉士、薬剤師、管理栄
養士、歯科医師、公認心理師、訪問看護師、公的介護保険制度に
よる介護支援専門員（ケアマネジャー）等で構成する包括的なチ
ームで協働し（図1）、療養者のヘルスリテラシーと療養行動の
向上をはかるようにしていきます。

呼吸器疾患をもつ人への包括的呼吸リハビリテーションとは

ここではCOPDを例に挙げ、包括的呼吸リハビリテーションについて述べていきます。

■ 理念、考え方、目的、チーム医療、実施と評価

1. 目的と実施内容

呼吸リハビリテーションの新しい定義が2018年に示されました。それによれば、「呼吸器に関連した病気を持つ患者が、可能な限り疾患の進行を予防あるいは健康状態を回復・維持するため、医療者と協働的なパートナーシップのもとに疾患を自身で管理して、自立できるように生涯にわたり継続して支援していくための個別化された包括的介入である。」とされました[2]。

コアとなる要素は、運動療法、セルフマネジメント教育、栄養療法、心理社会的サポート、および導入前後、維持期（生活期）の定

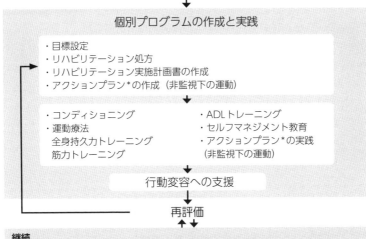

図1　呼吸リハビリテーションのプロセス

文献2より引用

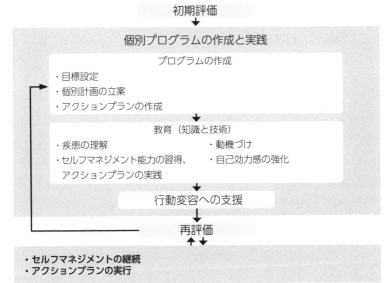

図2　セルフマネジメント教育のプロセス

文献2より引用

表1　セルフマネジメント教育の学習項目 文献1より引用

学習項目	
1．セルフマネジメントの重要性	9．運動、活動的な生活の重要性
2．肺の構造・疾患・理解	10．栄養・食事療法
3．禁煙	11．栄養補給療法
4．環境因子の影響	12．在宅酸素療法
5．薬物療法	13．在宅人工呼吸療法
6．ワクチン接種	14．福祉サービスの活用
7．増悪の予防、早期対応	15．心理面への援助
8．日常生活の工夫と息切れの管理	16．倫理的問題

期的な評価で構成されています。これらは、適応となる療養者に対して初期評価を行い、それにもとづいて個別のプログラムを作成し、具体的な目標をして進めるものです。終了時には目標の達成度を評価し、課題の検討を行い、継続の計画を検討します[2]（**図1**）。

　呼吸リハビリテーションでは、セルフマネジメントのための教育が重視されています。療養者が疾患に対する理解を深めて、維持期や増悪期にその能力を発揮して、療養者と医療者が共同して取り組む姿勢を向上させることとしています[2]。学習項目は、**表1**に示した通り、多岐にわたります。これらによって、療養者自身が疾患の管理を行い、適切な行動（アクション）をとるための動機や技術、自信を身につけることを支援していきます（**図2**）。

参考文献
1)　日本呼吸器学会: 在宅呼吸ケア白書2010. 3, メディカルレビュー, 東京（2010）.
2)　日本呼吸ケア・リハビリテーション学会, 日本呼吸理学療法学会, 日本呼吸器学会.: 呼吸リハビリテーション関するステートメント, 日本呼吸ケア・リハビリテーション学会誌, 27 (2), 95-114, (2018).

療養者への教育とアクションプラン

近年、呼吸リハビリテーションが広く認識されつつある中、呼吸器疾患をもつ療養者を対象にした在宅呼吸ケア白書のアンケート調査では、療養生活・指導に対する要望として、「療養生活についてもっと教えてほしい」が約80%ともっとも多く、療養生活についてもっと教えてほしいことは、「息切れを軽くする日常生活動作の工夫」であることが報告されており[1),2)]、いまだ十分に療養生活についての情報提供や指導がなされていない現状があります。ここでは、慢性呼吸器疾患の療養者への教育とアクションプランについて概説します。具体的な方法は49ページ **3.アクションプラン** を参照してください。

1．療養者への教育

息苦しさのある療養者への教育では、息苦しさが緩和されないと、教育目的を療養者が実感できず、うまく進まないことがあります。そのため、成功させる教育方法の1つとしてまず、息苦しさを緩和するためのマネジメント方法を教育することから始めます。次に、療養者の息苦しさをマネジメントできるという成功体験を基に、療養者が息苦しさのマネジメントを在宅で実施、継続していくためのセルフマネジメント教育をおこないます。セルフマネジメント教育には、息苦しさを悪化させないために、疾患の増悪予防、疾患マネジメントに関する項目を含め、療養者のADL（Activities of Daily Living：日常生活動作）、QOL（Quality of Life：生活の質）を維持・向上していくことが重要となります。

療養者への教育では、このような日常におけるセルフマネジメント教育と悪化したときに早期に対処できるためのアクションプラン

が必要不可欠な構成要素とされています³⁾。療養者への教育を実施していく上では、療養者自身が、「自己にて息苦しさをマネジメントできている」と実感できることが重要であり、悪化した際には、自己にて早期発見、早期対処できるアクションプランを医療者とともに作成しておくことが必要となります。

2. セルフマネジメント教育

慢性呼吸器疾患におけるセルフマネジメント教育の教育項目は、疾患の理解や禁煙、運動、栄養、薬など包括的呼吸リハビリテーションに含まれる項目と同様となりますが、これまでの知識や技術を提供する患者教育とは重要な違いがあることが報告されています[4]。患者教育では、コンプライアンス（療養者が薬をきちんと飲めているかなど）が中心でしたが、セルフマネジメント教育では、アドヒアランス（療養者が納得して薬をのんでいるかなど）が重要となります。また、セルフマネジメント教育では、療養者の自信＝行動変容ととらえ、療養者が自ら課題解決できるための知識と技術を持ち、療養者が「マネジメントできる」と実感できる支援をしていくことが重要となります。その支援方法の手法の1つとしてヘルスコーチング（表2）[5]があります。ヘルスコーチングの手法を取り入れたセルフマネジメント教育を行うことによって慢性閉塞性肺疾患をもつ療養者では、増悪回数、入院回数が減少したことが報告されています[6]。しかし、一方で、成功しないセルフマネジメント教育も報告されており[7]、セルフマネジメント教育を行う上で医療者が留意しなければならない点が指摘されています。特に、重症呼吸器疾患をもつ療養者や合併症のある療養者が増悪に対する対処をしなければならない時に、その方法を誤らないよう、または対処が遅れないよう十分に注意が必要であることが報告されています[7]。

表2　ヘルスコーチング[5]

ヘルスコーチングの要素	ケア内容
体験から学ぶ	増悪の症状、原因を振り返る
気づきを高める	なぜ、増悪を起こしたのかを振り返り増悪の原因への気づきを高める
モチベーションを高める	入院をしない、増悪をしないためのモチベーションを高める
スキルを取得する	増悪を回避するための具体的なスキル（禁煙、増悪因子を避ける、ワクチン接種、アクションプランなど）を習得する
プラスの健康行動がとれる機会をつくり出す	感染予防行動の他、日常に必要なセルフマネジメントを入院中に実践する機会をつくる

3. アクションプラン

　慢性疾患をもつ療養者では、日常における疾患マネジメントの中心は、疾患の悪化となりますが、悪化した時に療養者自身が、増悪に早期に気づき、対処できることが緊急受診や入院を避け、増悪の重症化を避けるために重要となります[8]。しかし、増悪の初期の症状は、呼吸器感染症やかぜであることが報告されており[9]、**増悪の始まりは療養者にとってもわかりにくい**ことがわかります。かぜだと思い、受診が遅れてしまい、重症化してしまうことも少なくありません。増悪を重症化させないためにも、療養者自身が早期発見、対処できるよう、療養者が「いつ」「どのようなときに」「どこ」へいき、または「どのように」対応したらよいのかを明記したアクションプランを作成しておくことが必要です。増悪の初期の症状は、かぜ症状についで、息切れの悪化が挙げられており[9]、せきやたんの増加だけでなく、息切れの悪化も初期の症状としてとらえることが重要です。日常におけるせきやたん・息切れの程度は、療養者によって異なるため、療養者の日常での状態（調子のよいとき）と比

49

較し、どの程度悪化したときに薬の使用や受診が必要なのかを、**個人に合わせできるだけ具体的に明記しておくこと**がアクションプランを療養者が実施する上で重要となります[10]。そのためにもアクションプランの作成には、療養者に参加してもらい、一緒に症状を確認し、療養者が実施可能なアクションプランを作成します。また、増悪を起こす人は、増悪を繰り返す可能性が高いことが報告されており[11]、増悪を起こした際には、必ずアクションプランを見直し、再増悪予防のために修正します。療養者のADL、QOL維持、向上のためにできる限り増悪を回避できるよう支援することが求められています。

参考文献

1) 日本呼吸器学会在宅呼吸ケア白書作成委員会. 在宅呼吸ケア白書. 東京：株式会社　文光堂；2005.

2) 日本呼吸器学会肺生理専門委員会在宅呼吸ケア白書ワーキンググループ. 在宅呼吸ケア白書2010. 千葉県：株式会社メディカルレビュー社；2010.

3) Rochester CL, Vogiatzis I, Holland AE, Lareau SC, Marciniuk DD, Puhan MA, et al. An Official American Thoracic Society/European Respiratory Society Policy Statement：Enhancing Implementation, Use, and Delivery of Pulmonary Rehabilitation. Am J Respir Crit Care Med. 2015;192 (11)：1373-86.

4) Bourbeau J, Lavoie KL, Sedeno M. Comprehensive Self-Management Strategies. Semin Respir Crit Care Med. 2015;36 (4)：630-8.

5) 若林律子. 在宅に向けた院内患者教育とアクションプラン. 日本呼吸ケア・リハビリテーション学会誌. 2018;27 (2)：119-22.

6) Benzo R, Vickers K, Novotny PJ, Tucker S, Hoult J, Neuenfeldt P, et al. Health Coaching and Chronic Obstructive Pulmonary Disease Rehospitalization. A Randomized Study. Am J Respir Crit Care Med. 2016;194 (6)：672-80.

7) Fan VS, Gaziano JM, Lew R, Bourbeau J, Adams SG, Leatherman S, et al. A comprehensive care management program to prevent chronic obstructive pulmonary disease hospitalizations：a randomized, controlled trial. Ann Intern Med. 2012;156 (10)：673-83.

8) Lenferink A, Brusse-Keizer M, van der Valk PD, Frith PA, Zwerink M, Monninkhof EM, et al. Self-management interventions including action plans for exacerbations versus usual care in patients with chronic obstructive pulmonary disease. The Cochrane

database of systematic reviews. 2017;8:Cd011682.

9) Mahler DA, Criner GJ. Assessment tools for chronic obstructive pulmonary disease : do newer metrics allow for disease modification? Proceedings of the American Thoracic Society. 2007;4 (7) :507-11.

10) Barrecheguren M, Bourbeau J. Self-management strategies in chronic obstructive pulmonary disease : a first step toward personalized medicine. Current opinion in pulmonary medicine. 2018;24 (2) :191-8.

11) Hurst JR, Vestbo J, Anzueto A, Locantore N, Mullerova H, Tal-Singer R, et al. Susceptibility to exacerbation in chronic obstructive pulmonary disease. N Engl J Med. 2010;363 (12) :1128-38.

第1部 息が苦しい　2章　ケアの実際

「息が苦しい」
在宅療養者へのケア

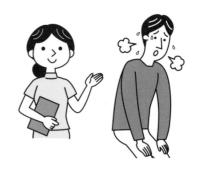

■ 疾患の理解

　息苦しさは自覚しやすい症状ですが、加齢により空気の通り道である気道が細くなる（末梢気道の閉塞）、肺が固くなり膨らみにくくなる（肺の弾性収縮力の低下）ため、疾患によるものとは気づきにくく、受診が遅れがちになります[1]。治癒は難しく、安定期と増悪期を繰り返しながら進みます。息苦しさへの薬剤はなく、進行を遅らせる治療のため回復の実感に乏しく、心身への負担が大きくなります。そして、息苦しさは日常生活活動を低下させるために、生活上の様々な問題をもたらします[2]。

　また、かぜ（上気道感染症）をきっかけに急激に悪化（急性増悪）することがあり、生命予後に影響することもあります。病状の進行は疾患毎に異なりますが、息苦しさを抱えながらも、その人らしく生き切ることへの支援が必要です[3]。

　疾患に関する教育は、慢性閉塞性肺疾患（COPD）では呼吸リハ

ビリテーションが有効です。他の疾患においても、ケアの研究が進められています。

参考文献

1) Igai, Y. (2018). End of life trajectory of coping and self-care of patients with idiopathic pulmonary fibrosis : A meta-synthesis using meta-ethnography. Japan Journal of Nursing Science, 16 (1), 47-61. doi:10.1111/jjns.12213

2) Woog Pierre著, 黒江ゆり子, 宝田穂, 市橋恵子翻訳 (1995). 慢性疾患の病みの軌跡─コービンとストラウスによる看護モデル. 医学書院, 東京.

3) 猪飼やす子, 田辺直也, 岸森健文, 渡邉壽規, 野原淳, 島田一惠, 中谷光一, 川上賢三 (2015). 進行期COPD及び慢性間質性肺炎患者の終末期医療に関する横断的研究.日本呼吸ケア・リハビリテーション学会誌, 25 (2), 225-30.

薬物療法

1. 内服薬

喘息やCOPDの薬物療法は気道の炎症を抑えるステロイド薬や、気道の狭窄を改善する気管支拡張薬の吸入薬を中心とし、症状や疾患の重症度に応じて、抗アレルギー薬や経口ステロイド薬、気管支拡張薬、鎮咳薬や喀痰調整薬などの内服薬が処方されます。

増悪時の早期対処として抗菌薬や経口ステロイド薬を処方されている場合があり、適切なタイミングで内服できるよう、症状の変化を療養者自身がどのように捉えてアクションプラン（症状悪化時の行動計画）を実行しようと考えているか、薬効や医師の指示を理解できているかを知り、適切に内服できるよう支援します。

特発性肺線維症の薬物治療には、抗線維化薬の内服があります。その1つにピルフェニドンがあり、副作用として光線過敏症が高頻度で出現するため、外出時間の調整、長袖の衣服の着用、帽子・日傘や日焼け止めの使用など対策が重要となります。

2．吸入薬

　喘息やCOPDの薬物療法の中心となる吸入薬は、気管支に直接薬剤が到達するため有効性が高い特徴があります。その基本的な治療は、長時間作用型の気管支拡張薬や吸入ステロイド薬を毎日継続し、息苦しい症状を起こさないよう症状をコントロールできるようにすることです。吸入薬には薬剤の種類やデバイス、吸入回数も様々で、いずれの吸入薬も正しく吸入することが効果に影響するため、定期的な吸入支援が必要です。吸入薬の効能や吸入継続の必要性の理解、吸入速度や息止め、吸入後のうがいができているかなど、手持ちの吸入薬説明書を療養者と一緒に振り返り、例えばうがいを忘れないよう吸入器を洗面所に置くなど、療養者が吸入継続のために行っている工夫やできていることを見出し、吸入継続の意欲を維持できるよう支援します。

　気管支を速やかに拡張する短時間作用型の気管支拡張薬は、喘息では息が苦しくなり始めた時に、COPDでは息切れの生じる日常の労作に合わせて補助的な役割で使用します。COPDをもつ療養者が日課の散歩を続けたい、息切れを少なくして入浴したいなど、療養者が大事にしたいことができるだけ行えるよう、療養者の生活や症状を知り、生活に沿った使用のタイミングや回数を一緒に考えましょう。残量の確認も大切です。

3．貼用薬

　喘息やCOPDにおける気管支拡張薬の貼用薬があります。1日1回の貼付で、皮膚から有効成分が少しずつ身体に吸収され、8〜12時間後に血中濃度が一番高くなります。夜間や明け方の息苦しさや咳で眠れないと訴えのある療養者へは、夕方や入浴後に貼付するなど貼付時間の調整や貼り忘れない工夫、寝ている間にはがれな

いような貼付部位の工夫を療養者や家族とともに考えるようにしましょう。

参考文献

一般社会法人日本アレルギー学会喘息ガイドライン専門部会監修・「喘息予防・管理ガイドライン2015」作成委員会作成／2015／喘息予防・管理ガイドライン2015／協和企画

百瀬康行／日本呼吸ケア・リハビリテーション学会誌第25巻第3巻・2015／吸入指導のポイント（pp337-344）／一般社団法人日本呼吸ケア・リハビリテーション学会

林清二監修・倉原優著／2014／呼吸器の薬の考え方・使い方／中外医学社

荒木博陽／2013／イラストでよくわかる喘息・COPDの薬と患者指導・支援／じほう

日本呼吸ケア・リハビリテーション学会呼吸リハビリテーション委員会・日本呼吸器学会ガイドライン施行管理委員会・日本リハビリテーション医学会診療ガイドライン委員会・呼吸リハビリテーションガイドライン策定委員会・日本理学療法士協会呼吸リハビリテーションガイドライン作成委員会／2007／呼吸リハビリテーションマニュアル−患者教育の考え方と実践／照林社

大林浩幸／2016／喘息・COPD吸入療法の患者指導に必携！メカニズムから見る吸入デバイスのピットフォール／日経メディカル

気道クリアランス

1. 排痰法など

気道クリアランスとは、気道内の過剰な分泌物を除去して気道の閉塞や抵抗を減少させて換気の改善をはかることです。

＊排痰には必要な要素が3つあります。

重力：痰が貯留している部位を上にして、重力を用いて痰を移動させます。

気流：末端の気管支に貯留している痰を中心部にある太い気管支に移動させるには、呼気流量が必要です。末端の気管支に空気を送り込ませることで十分な呼気流量を生み出します。

咳：咳によって中心部にある太い気管支から口元へと痰を喀出させます。

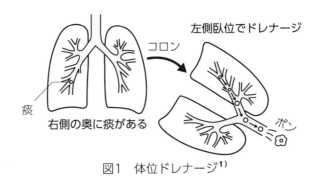

左側臥位でドレナージ

コロン

痰

右側の奥に痰がある

ポン

図1　体位ドレナージ[1]

　重力を利用した体位ドレナージは、末端の気管支に貯留している痰を移動させます。体位ドレナージや換気の改善を目的としたスクィージングの併用がより有効です。スクィージングとは、療養者の呼気に合わせて胸郭を圧迫することで空気を"吐き出す力"をサポートすることです。その結果、換気の改善も行われ呼気流速を速めることで痰を排出させる方法です（**図1**）。

　療養者が身体を動かせる場合は、自分で**重力**による痰の移動を行えることになります。動くことは、**重力**がかかるので痰を固着させないように働きます。身体を動かすことが換気を増大させ、これらの効果で痰が移動すれば、刺激となり**咳**が誘発されます。動くことが排痰には何よりも重要なことです。

　末端の気管支から痰を移動させるには**気流**が必要です。痰を移動させるには閾値圧（痰で閉塞した気管支を開通させるために必要な圧）を用いて末端の気管支への換気の改善と共に呼気流速を増加させることが必要です。①痰が気管支を閉塞させ肺胞が虚脱していると②吸気時に気管支が拡張し、吸気圧、吸気流量、吸気量が増大します。③気管支が開通する閾値圧を上回ると痰が破れて肺胞内に空気が入ることで④虚脱している肺胞が膨らみ呼気流量で痰を押し出します（**図2**）。

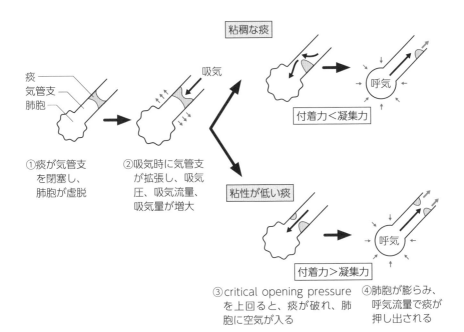

粘稠な痰

吸気

呼気

付着力＜凝集力

①痰が気管支
を閉塞し、
肺胞が虚脱

痰
気管支
肺胞

②吸気時に気管支
が拡張し、吸気
圧、吸気流量、
吸気量が増大

粘性が低い痰

呼気

付着力＞凝集力

③critical opening pressure
を上回ると、痰が破れ、肺
胞に空気が入る

④肺胞が膨らみ、
呼気流量で痰が
押し出される

図2　痰の移動メカニズム[2]

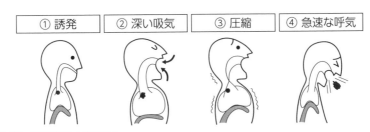

| ① 誘発 | ② 深い吸気 | ③ 圧縮 | ④ 急速な呼気 |

① 痰などの貯留物を感知する
② 息を深く吸い込む。肺活量に関係し、呼吸が弱くなると十分なエアを吸えなくなってしまう
③ 声門をしっかり閉め、胸にエアを溜め、胸の中の圧（腹腔内圧）を高める
④ 一気に声門を開き、腹筋など呼気筋も使って、肺から「ゴホン！」と出す

図3　咳の成り立ち（4相）[3]

　中心部にある太い気管支から痰を移動させるには**咳**が重要になり
ます。**咳**は**図3**①誘発②深い吸気③圧縮④急速な呼気の4相からな

ります。咳は気管の第4〜5分岐部より中心にある太い気管支にある痰を移動させます。声門を閉めて（息をこらえて）肺の中に空気を入れて胸腔内圧を高め、一気に声門を開いて腹筋など（呼気筋）を使い息を吐くことで痰を喀出します。療養者にとって咳による排痰は負担が少なく、安全であり効果的な排痰法とされています。

参考文献
1）道又元裕/2012/正しく・うまく・安全に　気管吸引・排痰法（p13）/南江堂
2）宮川哲夫・（編）宮川哲夫/2013/呼吸ケアナビガイド 治療・ケアの手順がひと目でわかる！(p.62)/中山書店
3）三浦利彦・（編）石川悠加/2008/JJNスペシャル No83 NPPV（非侵襲的陽圧換気療法）のすべてこれからの人工呼吸（p.125）/医学書院

■ 日常生活への工夫と支援

慢性呼吸不全者は、体内への酸素供給不足があるため、息切れ、特に労作時の呼吸困難、動悸、食欲低下、消化管運動の機能低下、易疲労性、不眠、うつ、チアノーゼなどの症状が出現しやすく、生活の質にも影響をおよぼします。

息切れや症状の増悪因子を避けて、安心・安定した日常生活を過ごすことができるよう支援することが重要といえます。

1．栄養・食事摂取と必要エネルギー

COPDでは、呼吸筋力や換気効率の低下に伴い、呼吸筋酸素消費量が増大し、代謝の亢進が生じます。そのため、エネルギーバランスが負の状態になりやすい状況にあり、やせをきたすことがあります。低栄養が起こると、運動耐容能が減少し、免疫機能の低下、易感染状態、筋量減少や呼吸筋疲労が起こりやすく、呼吸困難感を増すことにつながります。肥満タイプの人では、内臓脂肪が横隔膜

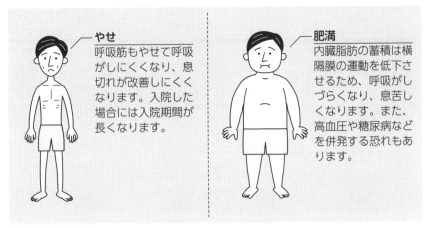

やせ
呼吸筋もやせて呼吸がしにくくなり、息切れが改善しにくくなります。入院した場合には入院期間が長くなります。

肥満
内臓脂肪の蓄積は横隔膜の運動を低下させるため、呼吸がしづらくなり、息苦しくなります。また、高血圧や糖尿病などを併発する恐れもあります。

図1　COPDにはやせタイプと肥満タイプがある

運動を低下させるため、やはり呼吸困難が増すことになります（**図1**）。呼吸不全者の必要エネルギーは、通常よりも高く、基礎代謝量の1.5～1.7倍です。

　食事摂取では、高タンパク、高エネルギー食に配慮して、栄養状態の改善をはかります。肉や魚など、高カロリー・高タンパクの食品から先に摂取します。食欲がない場合は、好みの物を取り入れ、さっぱりしたものを工夫すると良いでしょう。標準体重から20％以上のやせの場合は適正体重を維持するよう、栄養補助製剤を使用します。保険適用のものがありますので、医師に確認しましょう。

　食事の食べ方では、満腹は横隔膜の動きを制限し、息苦しさが増すため、腹八分をすすめます。

　食品では、呼吸商＊（＊呼吸商＝単位時間あたりのCO_2排出量／単位時間あたりのO_2消費量）の低い栄養素（脂質約0.8、タンパク質約0.8、ブドウ糖1.0）として脂質をうまく取り入れます（**図2**）。また、代謝の過程で二酸化炭素を多く生じる食品の摂取をなるべく

控えるようにします。ガスを多く発生させる食品や炭酸飲料を避け、食事による呼吸困難の増強を回避するようにします（**図3**）。

慢性呼吸不全者では、呼吸と食事の嚥下のタイミングが合わず、摂食嚥下障害をきたしていることがありますので、食事の場面を観察すると良いでしょう。

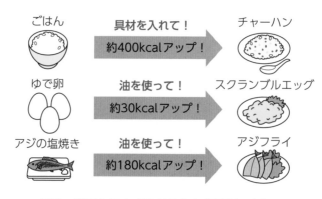

図2　脂質をうまく取り入れた調理法の例

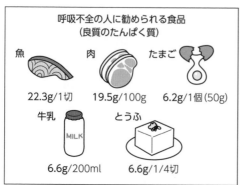
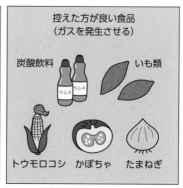

図3　呼吸不全の人に勧められる食品（良質のたんぱく質）と控えた方が良い食品（ガスを発生させる）

手を持ち上げて上肢の筋力を強化する

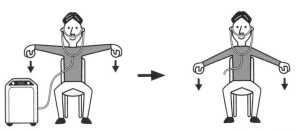

1) 重り（ダンベル）を持ちながら息を吐く。腕を止めて息を吸う。

2) 重りを下げながら息を吐く。ダンベルはペットボトルでも代用できる。

肩をすくめて肩や首の筋肉を軟らかくする

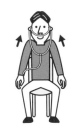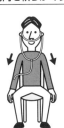

筋肉を楽にして息を吸い、肩を耳まですくめる。
息を吐き、肩を落として楽にする。

からだを前に倒し胸部の動きを高める

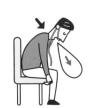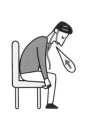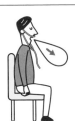

1) 体を前に倒しながら息を吐く。動きを止めて息を吸う。

2) ゆっくりからだを起こしながら息を吐き、頭を上げる。

図4　呼吸筋のトレーニング

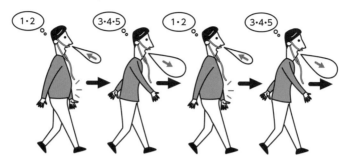

図5　歩行時の呼吸法
　　　１・２で鼻から吸い、３・４・５で口から吐く呼吸に合わせて歩行。

２．歩行・運動

　運動療法を効率的に行うために、呼吸や身体の状態を整え、運動へのアドヒアランスを高めることが必要です。これをコンディショニングと呼んでいます[1]。これには、呼吸訓練、リラクゼーション、胸郭可動域練習、ストレッチング（**図４**）、排痰法があります。慢性呼吸器疾患では、胸郭や全身の関節の柔軟性が低下していることや筋力低下を伴うことが多いため、時間をかけてコンディショニングを行うことが望ましいとされています[1]。

　運動療法では、長時間にわたり大筋群を使用する下肢全身持久力運動である、ウォーキング、自転車エルゴメータ、トレッドミル、踏み台昇降などがあります。これらに筋力トレーニングとして、上下肢を中心とした筋力の改善をはかる運動を組み合わせて、筋量を増大することで、上肢を挙上する日常生活動作に伴う呼吸困難が軽減されます。これらは週３〜５回実施することが望ましいとされています[1]。

　ウォーキングは道具が不要で最も簡単に継続できる運動です。呼吸法（**図５**）を身に着け、歩きやすい靴で１日20〜30分程度行いましょう。早足は息切れにつながりますので、できるだけゆっくり

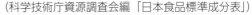

（科学技術庁資源調査会編「日本食品標準成分表」）

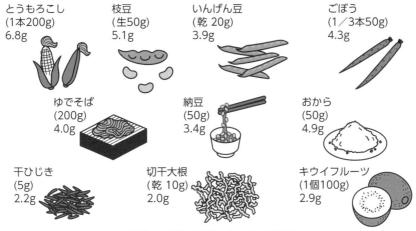

とうもろこし
(1本200g)
6.8g

枝豆
(生50g)
5.1g

いんげん豆
(乾 20g)
3.9g

ごぼう
(1／3本50g)
4.3g

ゆでそば
(200g)
4.0g

納豆
(50g)
3.4g

おから
(50g)
4.9g

干ひじき
(5g)
2.2g

切干大根
(乾 10g)
2.0g

キウイフルーツ
(1個100g)
2.9g

図6　食物繊維を多く含む食品

歩きます。携帯用酸素ボンベは十分余裕をもって、リュックサックにいれて背負ったり、肩にかけるか、カートに入れて持ち運び出かけます。

　呼吸困難の増大や運動耐用能の低下は、日常生活自立度（ADL）の低下を引き起こし、生活の質の低下につながるため、日常生活動作別の呼吸困難感の軽減方法を身に着けて、ADL動作の向上をはかります。

3．排泄

　排便時に強く腹圧をかけると息切れが増すため、これを避けて排便時の怒責をひかえ便秘が生じやすい状態にあるといえます。食物繊維を多く含む食品（**図6**）の摂取、水分の摂取をすすめます。それでも改善しない場合は、緩下剤の服用を検討します。トイレまで酸素チューブを延長して、排泄時にも確実に酸素を吸入できるようにしましょう。

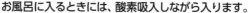
お風呂に入るときには、酸素吸入しながら入ります。

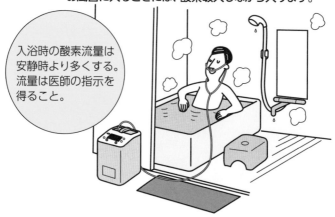

入浴時の酸素流量は
安静時より多くする。
流量は医師の指示を
得ること。

図7　入浴では湯船に入るときは胸部を水圧で圧迫しないよう腹部までとします。酸素吸入も忘れずに。

4．入浴

　湯船に肩まで深く入ると水圧で息苦しさが増すため、湯船に入るのは腹部までが良いでしょう**（図7）**。シャンプーや洗身の場合、前屈みの姿勢をとると息苦しさを増しますので、姿勢良く正面を向いて行う。シャンプーハットを使用するなどの工夫をすると良いでしょう。酸素吸入者では、酸素チューブを浴室まで伸ばして酸素を確実に吸入できるようにしましょう。

5．階段昇降

　息切れなく階段昇降をするためには「呼気」をうまくとり入れるよう練習します。階段の下で呼吸を整え、吸気の後、呼気の開始とともに階段をゆっくりと1段ずつ昇ります。吸気の開始とともに足の動きを止めて、呼気の開始とともに階段を上ります**（図8）**。

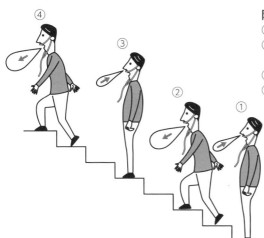

階段を上がるとき
①鼻から深く息を吸う。
②口から息を吐き出しながら
　1〜2段または1〜2歩上がる。
③止まって鼻から息を吸う。
④口から息を吐き出しながら
　1〜2段または1〜2歩上がる。

図8　階段を上がるときの息切れしない呼吸法

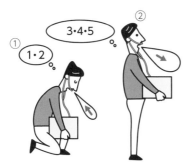

①鼻から深く息を吸う。（1・2）
②口から息を吐き出しながら
　（3・4・5）で物を上げる。

図9　物を持ち上げる時の呼吸法

6．物を持ち上げる時の呼吸法

　重いものを持ち上げる場合も、呼気時に労作を行います。「1・2」でゆっくりと息を吸い、「3・4・5」の呼気時に物を持ち上げます。この時に、物をなるべく身体に近づけ、足を肩幅あるいは前後に広げ、基底面を広くして持ち上げると良いでしょう**（図9）**。

参考文献
1）日本呼吸ケア・リハビリテーション学会,日本呼吸理学療法学会,日本呼吸器学会.:呼吸リハビリテーション関するステートメント,日本呼吸ケア・リハビリテーション学会誌,27（2）,95-114,(2018).

■ 在宅酸素療法

1．在宅酸素療法の動向

　在宅酸素療法（HOT）は高度慢性呼吸不全、肺高血圧、慢性心不全、チアノーゼ型先天性心疾患患者等を対象として、自宅や職場において酸素吸入を継続的に行う治療法です。1985年に健康保険の適用が開始され、患者数は現在17万人強となっています（ガスレビュー社、ガスメディキーナ、2016より推定）。HOT療養者の基礎疾患は、肺気腫が45％を占め、他に肺結核後遺症12％、肺線維症・間質性肺炎・じん肺18％、肺がん6％となっています[1]。

2．日常の酸素供給器管理

　酸素供給器の機種、酸素使用時間、酸素流量（安静時、運動時、睡眠時別に流量と使用時間が処方される）を確認します。

●酸素供給器：酸素濃縮器と液体酸素があり、医師が処方します（図10）。

①酸素濃縮器

　　空気の取り込み口から室内気を機械に取り入れ、窒素を吸着剤で吸着し、高濃度酸素を発生させるものです。フィルターの清掃、加湿水を必要とする機種では加湿水の交換などが必要です。

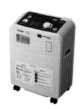

（写真協力：フクダ電子株式会社）

②液体酸素

　　タンク内の－183度の液体酸素を少量ずつ気化して、100％酸素を供給するものです。電源を必要としないため、停電時にも使用が可能です。

（写真協力：大陽日酸株式会社）

	① 酸素濃縮器	② 液体酸素
方法	・室内気を取り込んで窒素を取り除き、高濃度酸素を供給する ・外出・停電時は携帯用酸素ボンベを使用	・液体酸素を気化して高濃度酸素を供給する ・携帯用には子容器を使用
特徴	・電源必要 ・流量調整操作が簡単 ・加湿水を必要としないタイプもある ・フィルターの掃除が必要	・電源不要 ・高濃度・高流量酸素が投与できる ・各自で子容器に移充填して携帯する ・酸素がなくなる前に容器ごと交換する
利点	・電源があれば、連続使用可能	・電気代が不要 ・停電時も使用可能 ・移充填して携帯可能

図10 酸素供給器の種類と特徴

●酸素供給器の設置場所

　酸素供給器の設置場所は、主に療養者が生活する場所（自宅、または職場）でトイレや浴室など、酸素吸入を必要とする場所にも酸素が届き、かつ直火から2メートル以上離れた窓際で、換気できる場所が適しています。酸素供給部である鼻カニューラから半径2m以内は直火厳禁です（図11）。線香や喫煙により酸素へ引火し、死亡事故となった事例が報告されているため、国からの注意喚起がされています[2]。在宅酸素療法に必要な機器や物品の搬入に合わせ、本人と家族が機器の取り扱い方法を理解しているか家庭訪問して確認することが大切です。

●携帯用酸素ボンベ、バックアップボンベ

　通院や外出などでは、小型・軽量の携帯用酸素ボンベを使用します。酸素ボンベでは、酸素残量の見方、バルブの開閉、呼吸同調型酸素供給装置について説明します。携帯用酸素濃縮器では、充電利用も可能となり、さらに軽量・小音化が図られています。停電に備えて自宅にはバックアップボンベの用意が必要です。

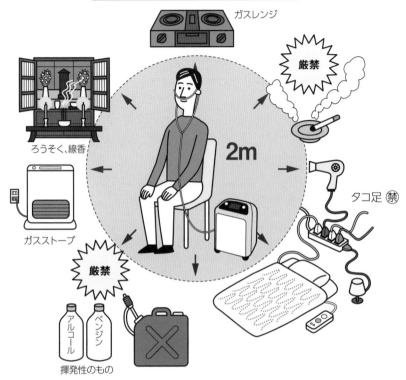

図11　在宅酸素療法酸素供給器設置場所（酸素には易燃性があるため、
　　　　2ｍ以内は直火厳禁）

● パルスオキシメータ

　体内の酸素化の状態を療養者が自ら確認することができるようにするため、用意することを勧めます。HOT実施者では、自治体によって給付の対象となっています。

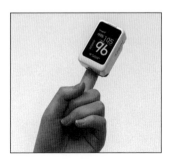

パルスオキシメータ

●鼻カニューラ

　診療報酬（在宅酸素療法指導管理料）に含まれるため、療養者ではなく、医療機関、または酸素供給業者が交換用を用意します。鼻カニューラは汚れがたまりやすいため、鼻腔部分の清掃を毎日行います。冬季などではチューブが固くなりやすいため、固くなったら交換します。

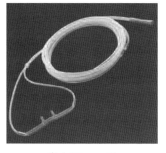

鼻カニューラ

●加湿水

　加湿を必要とするタイプの酸素濃縮器では、蒸留水を用意します。加湿水ボトルの定位置まで蒸留水を入れて使用します。加湿の必要がない酸素濃縮器も出ていますので、その場合は加湿水は不要です。

参考文献
1）日本呼吸器学会: 在宅呼吸ケア白書2010. 3, メディカルレビュー, 東京（2010）.
2）厚生労働省: 在宅酸素療法における火気の取扱いについて. Retrieved from http://www.mhlw.go.jp/stf/houdou/2r98520000003m15_1.html, （2010）. [Retrived 2013年12月11日]

■ 運動療法

1．歩行

　歩行には、寝ている身体を起こす（起き上がる）、自身の体を支える、立ち上がる、バランスを取る、足を動かすという筋・骨格系の運動、ならびに脳神経系からの指令、動くことによる酸素摂取量の増加に応える呼吸機能、頭の高さの変化と運動負荷に対応する循環機能を必要とします。よって、歩行は全身運動であり、最も簡便で有益な身体活動となり、療養者の生活活動範囲を規定するもので

表1　歩行訓練の実際

	歩けない療養者への介入	歩ける療養者への介入
介入内容	1. コンディショニングの実施 （72ページ **3.コンディショニングの項参照**） 2. ヘッドアップで過ごす時間の延長 3. 端座位訓練 4. 立位訓練 5. バランス訓練 6. 足踏み訓練 7. 歩行器や杖などを用いて歩行訓練	1. 療養者・その家族と目標や目的の設定 2. 修正Borg scale3~4での歩行時の 　SpO$_2$と脈拍数を評価し安全性を確認 3. FITTの設定 　F（頻度）： 　　可能なら毎日、最低週3回以上 　I（強度）： 　　修正Borg scaleで3~4 　T（持続時間）： 　　療養者の歩行可能な持続時間に 　　合わせて設定 　T（種類）： 　　平地歩行　坂道歩行　階段昇降

もあります。また、歩行距離や歩行時間、歩行スピードを調整することで、持久力訓練にもなります。

　呼吸リハビリテーションにおける運動療法の評価項目として、6分間歩行試験（6分間でできるだけ長く歩ける距離を測定すること）があり、健康関連QOL（QOL, Quality of life；生活の質）や罹患率、死亡率とも関係することが示されています[1]。よって、「息が苦しい」療養者にとって歩行は大切な運動療法となります。

　「息が苦しい」療養者には、今ある筋肉を落とさないこと（維持）、出来ている日常生活動作や趣味の活動を続けること（継続）がQOLを支え、生命予後に繋がります。運動療法を指示する時はFrequency（頻度）、Intensity（強度）、Time（持続時間）、Type（種類）：FITTを明らかにする必要があります[2]。在宅においては、療養者が毎日継続できるように介入をすることが大切であり、〜をしたい・〜を続けたいというニーズに沿って、そのために必要となる歩行時間や歩行距離から歩行訓練の目標を設定したり、「息が苦し

い」を楽にする方法を取り入れるなどして療養者の自己効力感（自分で出来るという信念）を高め、エンパワーメント（能力開花）を支えることが重要です。

運動強度に関してはCOPDをもつ療養者において最大酸素摂取量と息苦しさの指標でもある修正Borg scale（息苦しさを0〜10までの数値で評価）の関連性が報告されており[3]、医療従事者の非監視下の際は一般的に修正Borg scale 3〜4（多少強い）での実施が安全で効果的とされています[1]。「息が苦しい」療養者において、運動負荷がかかることによる運動時の低酸素のリスクもあり、修正Borg scale 3〜4の時のSpO_2と脈拍数を測定し、安全性の確認をしておくことが必要です[1]。歩行訓練の実際を**表1**に示します。

2．呼吸筋ストレッチ

呼吸は肺そのものが行うのではなく、胸郭や呼吸筋・呼吸補助筋を使用して行われます。

肺に疾患をもつ療養者は、肺の膨らみ過ぎた状態（過膨張）や肺が硬くなること（コンプライアンス低下）により、胸郭や呼吸筋群の可動性や柔軟性を低下させます。このため、肺に疾患をもたない人よりも胸郭や呼吸筋を動かすために大きな力を使って、肺を膨らませたり、縮ませたりするため（呼吸仕事量の増大）、疲れやすく、息苦しさも増えます。

そこで、ストレッチ（伸展運動）は、胸郭等の可動性・柔軟性を改善させ、呼吸仕事量と息苦しさを低下させることを目的に実施されます。

方法は、呼吸介助法や徒手胸郭伸張法は介助者の手で療養者の胸郭を呼気時に呼気運動方向へ胸郭を軽く圧迫します。強く圧迫した場合は療養者に疼痛などの不快な症状を与え、肺が破れたり（気胸）、

71

肋骨骨折のリスクもあります。また、療養者が1人で出来る方法としては、椅子に座ったまま首・肩・胸・腰を回したり、首・肩・腕を上げ下げしたりします。環境再生保全機構（ERCA：エルカ）のホームページ[4]より呼吸筋ストレッチ体操のPDFをダウンロードすることもできます[※1]。

※1　コンテンツは予告なく変更、移転、削除等が行われることがあります。

3. コンディショニング

　筋力低下を伴う身体機能の失調・低下をディコンディショニングといい、呼吸器疾患による「息が苦しい」療養者で高頻度に認められます[5]。ディコンディショニングの状態は、負の連鎖となり、さらに「息が苦しい」を悪化させていきます（**図1**）。この連鎖を断ち切るための介入がコンディショニングです。コンディショニングとは、身体の調子を整え、運動へのアドヒアランス（患者が賛同し積極的に参加すること）を高めるという意味で用いられます[5]。コンディショニングの内容について**表1**に示しました。

参考文献

1) 日本呼吸ケア・リハビリテーション学会、日本呼吸器学会、日本リハビリテーション医学会、日本理学療法士協会編集／2012年／呼吸リハビリテーションマニュアル－運動療法－第2版／照林社

2) AAHPERD／1999／Physical Education for Lifelong Fitness, The Physical Best Teacher's Guide／Champaign／Human Kinetics

3) Mitchell B Horowitz. Benjamin Littenberg. Donald A Mahler／1996／Dyspnea Ratings for Prescribing Exercise Intensity in Patient With COPD／CHEST 109（5）P1169-1175

4) 環境再生保全機構ERCA（エルカ）　呼吸筋ストレッチ体操／https://www.erca.go.jp/yobou/pamphlet/form/01/archives_3658.html／2018年9月現在

5) 日本呼吸ケア・リハビリテーション学会、日本呼吸器学会、日本リハビリテーション医学会、日本理学療法士協会編集／2012年／呼吸リハビリテーションマニュアル－運動療法－第2版／照林社

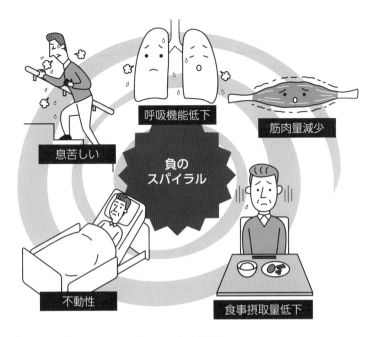

図1　ディコンディショニングによる負の連鎖

表1　コンディショニングの内容

種類	内容
身体	呼吸練習、リラクゼーション／胸郭可動域訓練、排痰法／ストレッチング
精神	運動に対する不安の解消／モチベーションやアドヒアランスの向上
薬物	定期的な薬物服用／適切な吸入手技／運動前の短時間作用性β2刺激薬の吸入

増悪予防のためのセルフモニタリング

1．モニタリングとは

　モニタリングとは、療養者の心身の状態を監視・見守ることをいいます。療養者から離れた場所でモニタリングを行うことをテレ（遠隔）モニタリングとよんでいます。

HOTを行う療養者の33％は１年間に１回以上入院している現状
があります[1]。入院の主な原因は、呼吸不全急性増悪です。急性増
悪とは、病状の急激な変化により、治療の変更が必要となる状態を
いいます。

　急激な病状の変化の前には、その徴候が隠され、療養者自身で増
悪の徴候を捉えている場合も多いといえます。しかし、その徴候を
自身で捉えていても、対処方法は「様子を見る」ということが多く、
結果的に病状が進んでしまうことも多い現状があります。

　HOTを行う療養者は、パルスオキシメータによる酸素飽和度値
のほか、体温、血圧、痰の量、食事摂取量、服薬、運動、息切れの
強さなどを自己測定・自己観察し、療養ノートに記録して外来受診
に持参されるよう説明を受けることが多いといえます。

　急性増悪の徴候は、個別の状況によっても異なりますが、主に痰
に色がつく、息苦しさが増す、動きたくないなどが挙げられ、本人
自身が増悪の徴候を何らかとらえていることが多いことが分かって
います[2]。症状をモニタリングして増悪の早期に治療につなげるこ
とが、とても重要です。慢性呼吸不全をもつ高齢療養者が病状変化
を感じ、様子を見るだけで決して改善することはなく、早期に対処
行動をとることが重要であるといってよいでしょう。

２．遠隔モニタリングと診療報酬

　2018年４月の診療報酬改定では、在宅酸素療法を行うCOPD Ⅲ・
Ⅳ期の療養者に対し、遠隔モニタリングを行い病状の把握や保健指
導を行うことに、診療報酬が新設され2020年度に一部改正されま
した（**表２**）。呼吸器科の臨床経験３年以上を有する常勤医師、あ
るいは呼吸器科の臨床経験３年以上を有する常勤看護師により、遠
隔モニタリングを行うことについて、月１回（150点）算定が可能

表2 在宅酸素療法遠隔モニタリング加算の概要　令和2年度診療報酬より

厚生労働大臣が定める施設基準に適合しているものとして地方厚生局長等に届け出た保険医療機関において、2を算定する患者について、前回受診月の翌月から今回受診月の前月までの期間、遠隔モニタリングを用いて療養上必要な指導を行った場合は、遠隔モニタリング加算として、150点に当該期間の月数（当該指導を行った月に限り、2月を限度とする。）を乗じて得た点数を、所定点数に加算する。

遠隔モニタリング加算は、以下の全てを実施する場合に算定する。

ア 「その他の場合」の対象で、かつ、日本呼吸器学会「COPD（慢性閉塞性肺疾患）診断と治療のためのガイドライン」のCOPDの病期分類でⅢ期以上の状態となる入院中の患者以外の患者について、前回受診月の翌月から今回受診月の前月までの期間、情報通信機器を活用して、脈拍、酸素飽和度、機器の使用時間及び酸素流量等の状態について定期的にモニタリングを行ったうえで適切な指導・管理を行い、状況に応じ、療養上必要な指導を行った場合に、2月を限度として来院時に算定することができる。

イ 患者の同意を得た上で、対面による診療とモニタリングを組み合わせた診療計画を作成する。当該計画の中には、患者の急変時における対応等も記載し、当該計画に沿ってモニタリングを行った上で、状況に応じて適宜患者に来院等を促す等の対応を行う。なお、当該モニタリングの開始にあたっては、患者やその家族等に対し、情報通信機器の基本的な操作や緊急時の対応について十分に説明する。

ウ 当該加算を算定する月にあっては、モニタリングにより得られた臨床所見等を診療録に記載しており、また、必要な指導を行った際には、当該指導内容を診療録に記載していること。

エ 厚生労働省の定める情報通信機器を用いた診療に係る指針に沿ってモニタリングを行う。

オ 遠隔モニタリングによる指導・管理に関する内容についてオンライン診察を行った場合、当該診察に関する費用は当該加算の所定点数に含まれており、別に区分番号「A003」オンライン診療料を算定することはできない。

となりました。外来診療と遠隔モニタリングを併用することで、HOTを行うCOPD療養者の外来の受診間隔を延ばすことができ、医療費抑制にもつながるとされていますが遠隔モニタリングの活用が日本で広がるのはまだこれからです。

3．遠隔モニタリングに基づくテレナーシング

　テレナーシング（遠隔看護）とは、慢性疾患等をもつ療養者と遠隔地の看護職（保健師・看護師）をインターネット等の情報通信技術（ICT）を使用してつなぎ、心身状態を継続的にモニタリングすることによって療養者の心身の変化を捉え、テレビ電話等を介した看護観察やコミュニケーションに基づく保健指導、そしてメンタリングを提供する新しい看護の方法です。

　テレナーシングは遠隔医療の一部です。遠隔医療（テレヘルス）は1990年代から諸外国を中心に開発が始まり、2000年頃から世界中で急速に進展しました。現在では開発途上国や医療過疎地に加え、医療アクセスが比較的良い都市部でも、在宅療養者や高齢者、障碍者、妊産婦、病児等に等質な看護を低コストで、持続的に提供できます。かつ療養者の通院時間と費用、通院の負担感を大幅に減少する方法としてわが国でも期待されていますが、本格的な利用はまだこれからです。

　テレナーシングでは、療養者のバイタルデータや日々の食事量、排泄、息切れ、痰量などをモニタリングし、継続的にモニタリングを行うことで、増悪早期を捉えて介入することができます。

　在宅モニタリングに基づくテレナーシングのエビデンスには、救急受診回数の低下、再入院の減少、増悪の減少などが示されています[3]。先に述べたように、遠隔モニタリングは2018年4月に診療報酬が新設されています。

参考文献
1) 日本呼吸器学会: 在宅呼吸ケア白書2010. 3, メディカルレビュー, 東京（2010）.
2) 日本呼吸ケア・リハビリテーション学会, 日本呼吸理学療法学会, 日本呼吸器学会.: 呼吸リハビリテーション関するステートメント, 日本呼吸ケア・リハビリテーション学会誌, 27（2）, 95-114,（2018）.
3) 亀井智子: 在宅酸素療法実施者の療養管理遠隔看護支援システムの開発. 聖路加看護大学紀要, 29号: 1-11（2003）.

呼吸器感染予防

1. かぜ予防

　かぜは、平安時代から万病のもとと言われています。かぜの予防方法は、手洗い、うがい、マスク、咳エチケット[1]、睡眠、栄養を摂ること、抵抗力を保つことです。

　手洗いには、感染予防ならびに病原菌を拡散しない目的があり、その場面と方法を**表1**、**2**にまとめました[2]。

表1　推奨される手洗いの場面

・食べ物に触れる前、触れる最中、触れた後	・おむつ交換等、子どもを世話した後
・食事をする前	・鼻水を拭いた後、咳、くしゃみをした時
・病気の人にケアをする前後	・動物に触れた後
・切り傷や創傷への処置の前後	・ペットフード、ペット用品を取扱った後
・トイレを使用した後	・ゴミに触れた後

表2　手の洗い方

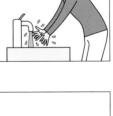

1. 流水を使います。
2. 温かいまたは冷たいきれいな流水で手を濡らして、手に石鹸をかけます。
3. 両手を擦り、石鹸を泡立てます。手の表裏、指と指の間、爪周辺を泡立てます。
4. 少なくとも20秒間は手をこすります。20秒の目安は、「ハッピーバースデーの歌」を、最初から最後まで2回歌います。
5. 温かいまたは冷たいきれいな流水で手をすすぎます。
6. きれいなタオルもしくは空気乾燥機で手を乾かします。

表3　咳エチケット

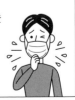

1. せき・くしゃみの時は、ティッシュなどで口と鼻を押さえ、他の人から顔をそむけて、1m以上離れます。
2. 鼻汁や痰を含んだティッシュを、**蓋付きのごみ箱に捨てられる環境**を整えます。
3. 咳をしている人に、マスクの着用を促します。咳をしている場合は、周りの方へうつさないために、マスクを着用します。
4. マスクの使用は説明書を読み、正しく着用します。

病原菌は濡れた皮膚から伝播しやすく、手洗い後は、手を乾燥させます[3]。石けんと流水のない環境では、アルコールを60%以上含む手指消毒剤を手指に擦り込みますが、誤飲によるアルコール中毒に注意します。

うがいは、水うがいが有効です。うがいをしない群ならびにうがい薬使用群より、かぜ（上気道感染症）の発症を減らしたとの報告があります[4]。マスクは、マスクフィルターにより用途が異なる（花粉用、細菌用）ため、使用前に確認します。咳エチケット **（表3）** は、世界中で推奨、実施されています[2]。

2．ワクチン接種

高齢者や、息苦しさを呈する慢性の肺の病気をもつ人々は、肺炎の重症化や急性増悪の発症を防ぐために、季節性インフルエンザワクチン（毎年）と肺炎球菌ワクチン（5年に1回）の予防接種が重要です[5],[6]。

季節性インフルエンザワクチンは、接種後に効果が出るまでに2週間程度要し、流行期に入る2週間前までに1回接種します。鶏卵アレルギーの方は、接種を受けられません。

肺炎球菌は、肺炎を起こす病原菌（起炎菌）の第1位とされ、予防接種は5年に1回です。60〜65歳未満で心臓、腎臓、呼吸器疾患、ヒト免疫不全ウイルスに感染している方、65歳の方は、生涯に1回のみ公費で予防接種が受けられます[7]。

季節性インフルエンザワクチンと肺炎球菌ワクチンの接種は、通常6日間の間隔を開けて接種しますが、医師の指示により同日同時に接種する場合、別々の腕に施注します[8]。

参考文献

1) 日本呼吸器学会．呼吸器の病気A-01 感染性呼吸器疾患 かぜ症候群．2016．http://www.jrs.or.jp/uploads/uploads/files/disease_qa/disease_a01.pdf

2) Centers for Disease Control and Prevention, https://www.cdc.gov/handwashing/when-how-handwashing.html（2018.6.19）

3) Huang C, Ma W, Stack S. The hygienic efficacy of different hand-drying methods : a review of the evidence. Mayo Clin Proc. 2012 Aug ; 87（8）:791-8.

4) Satomura K, Kitamura T, Kawamura T, Shimbo T, Watanabe M, Kamei M, Takano Y, Tamakoshi A ; Great Cold Investigators-I. Prevention of upper respiratory tract infections by gargling : a randomized trial. Am J Prev Med. 2005 Nov ; 29（4）:302-7.

5) 日本呼吸器学会COPDガイドライン第5版作成委員会（2018）．COPD（慢性閉塞性肺疾患）診断と治療のためのガイドライン2018第5版．メディカルレビュー社, 東京.

6) 日本呼吸器学会びまん性肺疾患診断・治療ガイドライン作成委員会（2016）．特発性間質性肺炎診断と治療の手引き改訂第3版．南江堂, 東京.

7) 厚生労働省（2018）．肺炎球菌感染症（高齢者）．http://www.mhlw.go.jp/stf/seisakunitsuite/bunya/kenkou_iryou/kenkou/kekkaku-kansenshou/haienkyukin/index_1.html

8) 厚生労働省（2009）．医薬品等安全対策部会安全対策調査資料, https://www.mhlw.go.jp/shingi/2009/10/dl/s1018-2j.pdf

■ 心理的支援

1．不安

　息が苦しいという感覚は、苦痛が大きく、生活上の自立した活動の喪失をもたらし、死を連想させることもあり、心理的な負担の大きい感覚です[1]。不安と抑うつは、慢性閉塞性肺疾患（COPD）の併存症[2]であり、特発性肺線維症の症状[3]です。気管支喘息においても、抑うつが報告[4]され、息苦しさと心との心身相関[5]（脳の働きと身体が密接に関連しあい、互いの症状が出現すること）が存在すると考えられます。

　不安と抑うつの管理は、療養生活の質を保つために重要です。息苦しさをもつ人々が、眠れない、食べられない、恐怖を感じる、などを訴えた時は、身近な援助者に相談するように説明し、適切な対処を受けられるように調整します。

表1　漸進的筋弛緩法[7)]

1. 目を閉じて、ゆっくりと呼吸をしましょう。
2. 息を吸って眉毛を上げ、眉毛を緊張させましょう。 そのまま3つ数えてから眉毛の力を抜き、息を吐きましょう。
3. 息を吸って口と目をしっかり閉じましょう。しっかり閉じたまま3つ数えましょう。 それから目と口の力を抜き、息を吐きましょう。
4. 息を吸って歯を食いしばりましょう。 そのまま3つ数えてから顎の力を抜き、息を吐きましょう。
5. 息を吸って両肩を上げ、そのまま3つ数えましょう。 それから肩の力を抜き、息を吐きましょう。
6. 息を吸って両腕のすべての筋肉を緊張させましょう。 そのまま3つ数えてから腕の力を抜き、息を吐きましょう。
7. 息を吸って胸とお腹のすべての筋肉を緊張させましょう。 そのまま3つ数えてから力を抜き、息を吐きましょう。
8. 息を吸って両足のすべての筋肉を緊張させましょう。 そのまま3つ数えてから力を抜き、息を吐きましょう。
9. 息を吸ってつまさきのすべての筋肉を緊張させ、足の指を曲げてみましょう。 そのまま3つ数えてから力を抜き、息を吐きましょう。
10. しばらく目を閉じましょう。それから徐々に目を開けます。

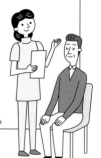

　漸進的筋弛緩法（筋肉を連続的に緩め、完全にリラックスさせる）は、COPDをもつ人々の息切れと不安の軽減をもたらした[6)]と報告されています（**表1**）。

2．パニック

　突然息苦しくなることにより、パニックを生じることがあります。この体験により息苦しさへの不安がつのり、体を動かすことを躊躇することがあります。

　このような時は、息が楽になる姿勢をとり呼吸を整える、パニック・コントロールを実施します。しかし、実施しても症状が改善しない場合は、すぐに受診する必要があります。パニック発作が疑われる場合には、精神科を紹介受診し、適切な対処を受けます。

　パニック・コントロールの方法[8]は、背中を丸める姿勢をとり、息を吐きます。身体を横にしている時は、膝を曲げて枕を抱えるようにして背中を丸め、口から息を吐き呼吸を整えます。座っている時は、机に両方のひじをつき背中を丸め、顔をうつむき加減にして口から息を吐き呼吸を整えます。立っている時は、壁にもたれるようにして背中を丸め、口から息を吐き呼吸を整えます。

3．ストレス管理

　HolmesとRahe[9]は、配偶者（夫または妻）の死を100として日常の出来事に点数を付け、ストレスにかかるエネルギーを報告しました（表2）。息切れをもつ人々は、ストレスによる不安と抑うつを引き起こしやすいことを念頭に置いたストレス管理を積極的に考える必要があります。

　ストレス管理の一つに、マインドフルネス（表3）があげられます。今ここ、に集中する瞑想法で、イタリアの12人の特発性肺線維症を含む19人の慢性間質性肺炎をもつ人々を対象に、10〜15分のマインドフルネスを実施したところ、ストレスを減少させる効果がみられたとの報告があります[10]。

　また、援助者の関わり方により、息苦しさをもつ人々にストレスを与え、そのストレスで息苦しさを増悪させる可能性も考えられます。援助者自身が、穏やかな雰囲気で関われていたのかどうかを、常に自己洞察することも重要です。

表2　出来事とストレス

体験した出来事	ストレス度	体験した出来事	ストレス度
配偶者の死	100	退職	45
離婚	73	家族の健康状態の変化	44
別居	65	生活条件の変化	25
自分の怪我・病気	53	自分の習慣を改める	24
結婚	50	食習慣の変化	15

表3　マインドフルネスの実施方法

1. 背筋を伸ばして座り、身体の力を抜き、楽な姿勢で目を閉じましょう。
2. 呼吸をそのまま感じるようにし、呼吸によりお腹や胸がふくらんだり縮んだりする感覚に注意を向けながら、感じるようにしましょう。
3. 雑念や感情がわいてきてもとらわれないようにする。考えがわいてきたら、呼吸を感じることに集中しましょう。
4. 今この瞬間をとらえるために、吸った息が身体全体に広がるように、吐いた息が身体の隅々から出ていくように感じるようにしましょう。
5. 自分を取り巻く部屋の空気の動きや、今気づくことのできる空間を感じるようにしましょう。雑念が出てきても、消えていくことに気づくと思います。
6. 終了です。そっと目を開けましょう。

4．楽しみ

　息苦しさがあると、楽しみが持てないと思いがちですが、様々なサービスがを受けられますので紹介します。

　ピア・サポートは、同じ立場で話ができる者同士による援助のことをいいます。体験している苦痛や葛藤を話し合い、承認される体験により、新たな役割や楽しみを獲得できる可能性があります。次に、COPDの人々を対象とした鍼治療は、その開始前と比べ、12週間後に呼吸困難感ならびに心理的影響の評価項目を含むSGRQによる生活の質の改善を認めました[11]。

　イメージ療法は、心地よいイメージを思い出す、というもので、COPDをもつ人々に、1回30分で6回実施した群と、静かに休息

するよう指示された群とで比較したところ、息苦しさの改善効果はみられませんでしたが、酸素飽和度の改善がみられました[12]。

　在宅酸素療法の方は、宿泊先に酸素濃縮器を設置でき、国内旅行を楽しめます。

参考文献

1) Kinzel, T. (1991). Managing lung disease in late life : A new approach. Geriatrics, 46 (1), 54-6, 58-9.

2) 日本呼吸器学会COPDガイドライン第5版作成委員会 (2018). COPD (慢性閉塞性肺疾患) 診断と治療のためのガイドライン2018第5版. メディカルレビュー社, 東京.

3) Garibaldi, B. T., & Danoff, S. K. (2016). Symptom-based management of the idiopathic interstitial pneumonia. Respirology (Carlton, Vic.), 21 (8), 1357-1365. doi:10.1111/resp.12649 [doi]

4) Price, D., Fletcher, M., & van der Molen, T. (2014). Asthma control and management in 8,000 european patients : The REcognise asthma and LInk to symptoms and experience (REALISE) survey. NPJ Primary Care Respiratory Medicine, 24, 14009. doi:10.1038/npjpcrm.2014.9 [doi]

5) 南山堂医学大辞典, 第20版, 東京, 南山堂, 2015.

6) Renfroe, K. L. (1988). Effect of progressive relaxation on dyspnea and state anxiety in patients with chronic obstructive pulmonary disease. Heart & Lung : The Journal of Critical Care, 17 (4), 408-413.

7) Friedman, N. 著 / 石井均監訳 (1999). 糖尿病 こころのケア, 医歯薬出版株式会社, 東京.

8) 独立行政法人環境再生保全機構 (2014). 慢性閉塞性肺疾患の基礎知識 呼吸リハビテーションマニュアル4 日常生活の工夫, https://www.erca.go.jp/yobou/z ensoku/copd/life/07.html (2018. 6. 30 閲覧).

9) Holmes, T. H., & Rahe, R. H. (1967). The Social Readjustment Rating Scale. Journal of Psychosomatic Research, 11 (2), 213-218. http://dx.doi.org/10.1016/0022-3999 (67) 90010-4

10) Sgalla, G., Cerri, S., Ferrari, R., Ricchieri, M. P., Poletti, S., Ori, M., . . . Richeldi, L. (2015). Mindfulness-based stress reduction in patients with interstitial lung diseases: A pilot, single-centre observational study on safety and efficacy. BMJ Open Resp Res, 2 (1) .

11) Suzuki,M., Muro,S., Ando,Y., Omori,T., Shiota,T., Endo,K., ... Mishima,M. (2012). A randomized, placebo-controlled trial of acupuncture in patients with chronic obstructive pulmonary disease (copd). the copd-acupuncture trial (cat). JAMA Internal Medicine, 172 (11), 878-886, doi:10.1001/archinternmed.2012.1233.

12) Louie, S. W. (2004), The effects of guided imagery relaxation in people with COPD. Occup. Ther. Int., 11 : 145-159. doi:10.1002/oti.203

■ 社会資源の利用

● 医療制度

　HOTにかかる医療費は、在宅酸素指導管理料（2,400点）、酸素濃縮装置使用加算（濃縮器使用の場合4,000点）、携帯用酸素ボンベ加算（携帯用酸素ボンベ使用の場合880点）、呼吸同調式デマンドバルブ加算（使用の場合のみ300点）、在宅酸素療法材料費（100点）で、診療報酬は合わせて7,680点（2018年4月現在）になります。このうち自己負担額は、国民健康保険等（3割負担）の場合23,040円、後期高齢者医療制度（1割負担）の場合7,680円です。この他、薬剤、検査にかかる費用、酸素濃縮器の電気代と蒸留水代が必要となります。高額療養費となる場合は、後で払い戻される制度があります。

● 福祉制度

・身体障碍者福祉手帳

　慢性呼吸不全のためHOTを利用する場合、身体障碍の内部障碍に該当する場合があります（**表1**）。身体障碍者手帳の申請は、所定の診断書と医師の意見書を添えて、福祉事務所にて行います。身障手帳の交付を受けた場合、等級によって医療費の免除や通院の際のタクシー券の交付、日常生活用具の給付などが自治体から受けられることがあります。

表1　身体障害者内部障害の認定基準

呼吸器の機能障害の程度についての判定は、予測肺活量1秒率（以下「指数」という。）、動脈血ガス及び医師の臨床所見によるものとする。指数とは1秒量（最大吸気位から最大努力下呼出の最初の1秒間の呼気量）の予測肺活量（性別、年齢、身長の組合せで正常ならば当然あると予測される肺活量の値）に対する百分率である。

（1）**1級**　呼吸困難が強いため歩行がほとんどできないもの、呼吸障害のため指数の測定ができないもの、指数が20以下のもの又は動脈血O_2分圧が50Torr以下のものをいう。

（2）**3級**　指数が20を越え30以下のもの若しくは動脈血O_2分圧が50Torrを超え60Torr以下のもの又はこれに準ずるものをいう。

（3）**4級**　指数が30を超え40以下のもの若しくは動脈血O_2分圧が60Torrを超え70Torr以下のもの又はこれに準ずるものをいう。

●介護保険制度

　市町村の介護保険担当窓口に要介護認定の申請を行います。訪問による認定調査と医師の意見書をもとに、介護保険認定審査会において要介護認定が行われます。要介護1～5に認定された場合、居宅サービスでは、訪問介護、訪問看護、通所介護、短期入所などが給付対象となっています（**図1**）。要支援1～2に認定された場合、介護予防サービスといった予防給付を受けることができます。具体的なケアプランは、ケアマネジャー（介護支援専門員）とサービス担当者会議に基づいて作成され、本人あるいはご家族の同意を得た後にサービスが開始されます。自己負担は現在1割となっています。

●趣味・生きがい

　旅行を計画する場合、通常利用している酸素業者のネットワークを通じて、宿泊先に酸素濃縮器を届けるサービスを利用できることがあります。これを活用することで酸素供給器を移動させることな

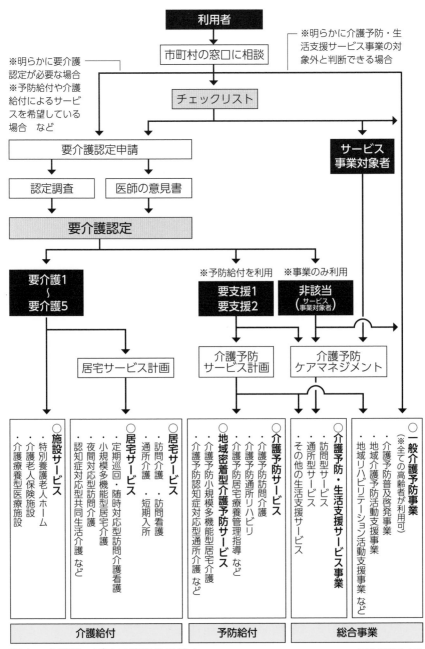

図1　介護サービスの利用の手続き

厚生労働省より

く旅行を実現できます。航空機を利用する場合は、事前に医師の診断書を航空会社に提出し、介助者が同行することで、携帯用酸素ボンベを持って搭乗できます。航空会社によっては、会社が用意した酸素ボンベを使用する場合もありますが、事前に窓口に相談して計画的に準備し、趣味や生きがいを通して、在宅療養に前向きに取り組めるよう支援しましょう。

まとめ

　息苦しさは、死を意識させやすく、耐え難い苦痛の一つであるといえます。ただ、息苦しさだけに注目するのではなく、それがどこからくるのか、在宅療養者での生活全般や心身の状態をよく理解することからケアが始まります。

　在宅ケアでは、本人自身の生活リズムを大切にして、日常生活行動の維持に加え、趣味や生きがい活動に取り組める支援も大切です。特にHOTの利用者では、生活範囲が狭小化しやすく、酸素残量を気にするあまり、外出も控えがちとなります。家族関係なども把握した上で、家族の協力を得ながら、包括的な呼吸リハビリテーションを継続できるように支援を続けましょう。

引用文献

日本呼吸器学会：在宅呼吸ケア白書2010.3, メディカルレビュー, 東京（2010）.

日本呼吸ケア・リハビリテーション学会, 日本呼吸理学療法学会, 日本呼吸器学会.:呼吸リハビリテーション関するステートメント, 日本呼吸ケア・リハビリテーション学会誌, 27 (2), 95-114, (2018).

厚生労働省:在宅酸素療法における火気の取扱いについて．Retrieved from http://www.mhlw.go.jp/stf/houdou/2r98520000003m15_1.html, (2010)．[Retrieved 2013年12月11日]

亀井智子:在宅酸素療法実施者の療養管理遠隔看護支援システムの開発.聖路加看護大学紀要, 29号:1-11（2003）.

第1部　息が苦しい　2章　ケアの実際

参考文献

日本呼吸器学会.:COPD診断と治療のためのガイドライン第4版, 1-161, メディカルレビュー, 東京 (2013).

日本呼吸ケア・リハビリテーション学会・日本呼吸器学会・日本リハビリテーション医学会・日本理学療法士協会編:呼吸リハビリテーションマニュアル-患者教育の考え方と実践-.1-211, 照林社, 東京 (2007).

日本呼吸器学会.:酸素療法ガイドライン.1-106, メディカルレビュー, 東京 (2006).

第2部
胸が苦しい

1章　症候の基本

重要なポイントと
ピットフォール

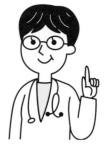

重要なポイント

- 「胸が苦しい」と訴える時には、一般的に「胸痛」「胸部不快感」のことが多いです。
- 「動悸」を「胸部不快感」として訴えることがあります。
- 原因は、①組織の障害・病変、②神経系の異常、③心因性によるものです。
- 緊急性のある疾患を迅速に判断し、緊急性はなくとも見落とすと重大な結果をもたらす重要な疾患を予測することがポイントです。
- 詳細な病歴聴取で7〜8割の診断が予測可能です。

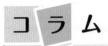
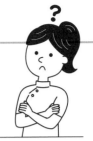

「喘息」に注意！
心不全による「心臓喘息」では??

　「喘息」は、日常よく遭遇する病気です。療養者（患者）は、発作的に「息が苦しい、胸が苦しい」と訴えられることが常です。ところが、「喘息」には、「気管支喘息（本誌p26）」と「心臓喘息（本誌p22, 38）」とがあり、訴えは同じでも、診断後の「治療は真逆」という驚きの結果が待っています。長い間「気管支喘息」と診断され、内服治療をされていた方が、実は心臓疾患が引きおこした心不全による「心臓喘息」であった、という事例もあります。この場合、真逆の治療がされているため、心臓には悪影響が長期間持続する結果になります。「喘息」という病名にであったら、今一度、「心臓喘息なのか気管支喘息なのか？」を確かめることが大切です。

気管支喘息？　　　心臓喘息？

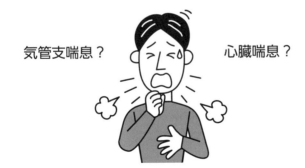

病態について

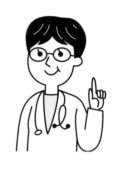

■ 胸が苦しい

　「胸が苦しい」と訴える時には、一般的には「胸痛」「胸部不快感」が相当します。その原因としては、①組織の障害・病変、②神経系の異常、③心因性が考えられます（**図1**）。実際は、「胸痛」を「胸部圧迫・絞扼感（こうやくかん）」「胸部苦悶（くもん）・窒息感」として訴えます。心臓の不快な拍動（ドキドキ感、脈がとぶ、脈がドクンと打つ）を「動悸」として自覚し、それを「心臓不快感」として訴えることもあります。不整脈や心不全による「心悸亢進（ドキドキ感）」「心臓がおどるような感じ」を不快感として訴える場合もあります。**表1**に「胸痛」「胸部不快感」をきたす代表疾患の臓器・器官別まとめを示します。

　症状を訴えた時の対応として重要なことは、**緊急性のある疾患を迅速に判断し、緊急性はなくとも見落とすと重大な結果をもたらす臨床的に重要な疾患を予測することです**（**図2**）。図2では、黒で囲った疾患は緊急性が高く、臨床的重要性が高い疾患です、重要なことはアプローチの方法で、詳細な病歴聴取により7〜8割の診断が予測可能です。

　病歴聴取での留意点は、痛みや不快感の部位、放散痛の有無、痛みや不快感の性質、発生時刻・頻度、持続時間、発生の誘因、緩和方法の有無、薬剤の効果、合併症状の有無（呼吸困難、立ちくらみ・めまい・失神、発熱、咳等）です。**表2**に持続時間から考えられる代表的な疾患を示します。

　以下に「胸痛」「胸部不快感」の病態生理につき概説します。

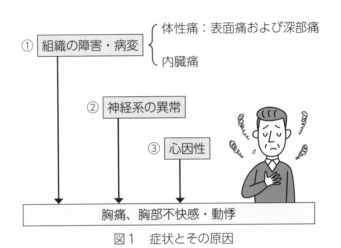

図1　症状とその原因

表1　胸痛、胸部不快感を訴える疾患

(1) 循環器疾患	虚血性心疾患（狭心症、心筋梗塞）、大動脈弁狭窄症、心膜・心筋炎、心不全、不整脈、心臓神経症
(2) 血管系疾患	大動脈解離、胸部大動脈瘤、肺塞栓症、肺高血圧症
(3) 呼吸器疾患	胸膜炎、肺炎、気管支炎、気胸、肺腫瘍、縦隔炎、縦隔腫瘍
(4) 消化器疾患	胃食道逆流症、消化性潰瘍、胆のう・膵臓系疾患
(5) その他の疾患 　筋肉・骨格系疾患 　精神疾患・心因性	頸椎・胸椎疾患、関節炎、帯状疱疹 不安神経症、パニック障害、過換気症候群、うつ病

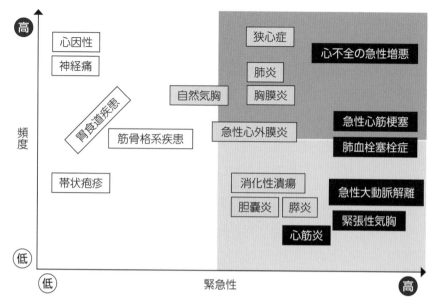

図2 緊急性と頻度 (文献1より一部改訂)

表2 持続時間から考えられる代表的な疾患

数秒	筋肉・骨格系疾患、肋間神経痛、心臓神経症、不整脈
数分	狭心症、大動脈弁狭窄症、心不全、不整脈、心臓神経症
15〜30分	不安定狭心症、不整脈、心臓神経症
30分以上	心筋梗塞、大動脈解離、肺血栓塞栓症、不整脈、心膜・心筋炎、消化器疾患、筋肉・骨格系疾患

胸痛・胸部不快感

1）虚血性心疾患（狭心症、心筋梗塞）：動脈硬化性プラークによる
　冠状動脈の狭窄や閉塞による心筋への血流低下により生じます。

2）血管系疾患：血管外膜の神経終末が拡張等の直接刺激を受ける
　ことにより生じます。

3）心膜、胸膜、肺疾患：心膜炎、肺炎、気胸、胸水、肺梗塞では、
　胸膜刺激により胸痛が発生します。

4）消化器疾患：食道疾患、消化性潰瘍、膵炎、胆のう炎では、内臓、
　腹膜、横隔膜の刺激が胸痛となります。

5）その他：胸壁を構成する筋肉・骨格系、神経、皮膚病変が胸痛
　をきたします。器質的異常が無く「心因性」が胸痛を引き起こ
　すことがあります。

■ 動悸

　前胸部がドキドキする、脈がとぶ、脈がドクンと打つといった症
状を訴えます。原因としては、心原性45％、心因性30％、その他（内
分泌疾患等）10％、原因不明15％との報告があります[1]。不整脈、
内分泌異常、精神的緊張、コーヒーやタバコ、アルコールの過飲な
どが原因で動悸をきたすことがあります。心不全においても動悸を
訴えることがありますが、この場合は多少とも呼吸困難を伴います。

参考文献

1）日本医師会学術企画委員会、2011年、「症状からアプローチするプライマリケア」、医歯薬出版
　株式会社

考えられる疾患について

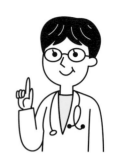

☐ 循環器疾患

1. 虚血性心疾患 (狭心症、心筋梗塞)

　狭心症、心筋梗塞の疼痛は、典型的なものは胸骨部を中心とする、胸骨背部痛です。疼痛部位を手のひらで「このあたり」と示すことが多く、指先でピンポイントに示すことはほぼありません。

1) 狭心症

　心筋の一過性虚血により生じ、典型的なものは労作性狭心症です。いつもは無症状ですが、労作・体動、精神的緊張、寒冷などを誘因として突然、発作性・反復性に起こります。安静にすれば数分以内に消失し、ニトログリセリンが奏功します。疼痛の程度はさまざまで、胸の痛みの他に、絞扼感、締め付け感、圧迫感を訴えます。また、不安感、窒息感、のどが詰まる感じと表現されることもあり、左下顎、左肩、左上肢に放散痛を伴うことがあります。発作が容易に誘発され、発作が頻発すれば「不安定狭心症」を疑います。「異型狭心症」の疼痛は、①胸痛が周期的に、特に明け方・早朝におこる、②労作で誘発されない、③発作時に不整脈を合併しやすい、などの特徴を有します。これは冠状動脈のスパズム (痙攣) により狭心症発作をきたすと考えられており、「冠れん縮性狭心症」ともよ

ばれています。胸痛が典型的でなく、または胸痛のない「無症候性心筋虚血」があり、特に疼痛閾値が高い、つまり痛みを感じにくい高齢者や糖尿病患者に多くみられます。

２）心筋梗塞

　心筋への血流杜絶により心筋細胞の壊死をきたした状態です。突発的に突然、労作に関係なく起こります。通常は、冷汗を伴う、耐えがたく、激しい疼痛で、死の恐怖感にとらわれることがあります。ニトログリセリンは無効です。疼痛は、強い圧迫感のある、灼かれるような、締めつけられるような、引き裂かれるような、窒息感のある激痛などと表現されます。持続時間は30分以上、時には数時間に及ぶことがあります。30分以上持続すれば、狭心症ではなく心筋梗塞を疑うべきです。放散痛は、左下顎、左肩、左上肢に及び、時には胸部全体に広がり、呼吸困難や悪心・嘔吐を合併します。疼痛が心窩部や季肋部に放散する場合は、消化性潰瘍や胆石症、胆のう炎、膵炎などと誤ることがあります。そのため、消化器系の精査（胃カメラ、胃透視、腹部エコー等）では、異常なしと診断され、正しい診断が遅れる場合があります。

２．大動脈狭窄症

　左心室から血液が大動脈を介して全身に駆出される際、左心室の出口にある弁が大動脈弁で、３つの弁尖から構成されています。この大動脈弁が十分に開かない状態が大動脈弁狭窄症です。最も多い原因は、加齢、高血圧、脂質異常症などによる弁膜の石灰化で、高齢化とともに患者数が増加しています。他には先天性大動脈２尖弁やリウマチ性が原因となります。大動脈弁狭窄症の典型的な症状は心不全症状、狭心症症状、めまい・失神です。左心室からの血液の

駆出が制限されるため、左心室への負担が心不全を引きおこします。また、冠状動脈への血液供給の低下が狭心症を、脳への血流低下が脳虚血症状であるめまい・失神を引きおこします。これらの自覚症状が出現すると予後不良であり、最悪の場合は「突然死」することがあり、早急に治療が必要です。胸痛の性状は前述の「狭心症（P96）」の項をご参照ください。

3．心不全

　心不全とは、心臓の機能低下により、末梢組織で必要とする血液量に見合った心拍出量が得られず、また血液のうっ滞で臓器うっ血をきたした状態です。あらゆる心疾患が心機能低下の原因となります。主な心機能低下が左心室、あるいは右心室にあるのかによって、左心不全と右心不全に分けられます。

　心不全では、「胸が苦しい」と訴えることがあり、呼吸困難、心臓ドキドキ感（心悸亢進、動悸）、全身倦怠感、食欲不振、浮腫等を合併します。左心不全と右心不全では、下記に示すように「胸が苦しい」という症状に加え、特徴的な症状も合併します。

1）左心不全：主に左心室の機能低下

　典型的な症状は、労作時の呼吸困難、胸部不快感、発作性夜間呼吸困難（就寝2〜3時間後に呼吸困難、胸部不快で目が覚める）、起坐呼吸（仰臥位をとると呼吸困難、胸部不快感が増悪し、坐位で改善する）、喘鳴、泡沫状血痰を伴う咳、チアノーゼです。

2）右心不全：主に右心室の機能低下

　胸部不快感、全身倦怠感、消化管の浮腫による食欲不振、浮腫による体重増加、頸静脈怒張、腹水による腹部膨満、肝腫大がみられ

4. 不整脈

　心臓の興奮は自動的に規則正しく起こるのが正常で、興奮のタイミングや頻度の異常を不整脈と言います。前述のごとく、心臓の不快な拍動（心悸亢進：ドキドキ感、脈がとぶ、脈がドクンと打つ、心臓がおどるような感じがする）を「動悸」として自覚し、それを「胸部不快感」として訴えることがあります。症状の内容、発現形式で、期外収縮（一瞬ドキッとする、脈がとぶ）、発作性不整脈（開始・終了がはっきりしている）、頻脈（100拍／分以上）・徐脈（50拍／分以下）に分類されます。症状の持続時間は、数秒〜数日と様々です。発作性不整脈のなかでも、発作性心房細動は、ドキドキ感よりも胸部不快感や脈がとぶと感じることがあります。症状が無い場合も有り、慢性化すれば、不定愁訴に近い場合もあります。「胸部不快感」「動悸」に合併する他の症状の有無の聴取も重要です。めまい・失神を伴う場合には、徐脈頻脈症候群を、呼吸困難を合併すれば呼吸器疾患や心不全を、新しく始めたサプリメントや薬剤の有無、発汗や体重減少があれば内分泌異常のチェック、出血（黒色便、月経過多等）の合併があれば貧血のチェックが必要です。特に心房細動は、高齢者に合併しやすく、脳血栓塞栓症のリスク評価をして、適切な抗凝固療法が必要となります。

5. その他

　心因性の胸痛、胸部不快感、動悸として、心臓神経症があります。最近では、不安神経症、パニック障害といった表現がされています。前胸部、特に心尖部に疼痛を感じ、数秒間程度の刺すような痛みとして感じられることと、数時間から数日間にわたって持続する鈍

痛、不快感を訴えます。狭心症の胸痛とは異なり、体動により軽減、部位の移動がみられ、放散痛は見られません。疼痛の部位は、左前胸部を指先でピンポイントに示すことができます。同時に、易疲労感、ふらつき、不眠などを訴えます。

■ 血管系疾患

1. 急性大動脈解離

　大動脈は、左心室から送り出された血液を体中に運ぶ血管で、内膜・中膜・外膜の3層で構成されています。急性大動脈解離は、何らかの原因で内膜に亀裂が生じ、中膜が裂けて血液が流入し、解離腔（偽腔）を形成する疾患です。上行大動脈解離では前胸部正中線上に、下行大動脈解離では背部（しばしば両肩甲骨の間）に、突然の激しい痛みが生じ、解離の進行とともに痛みの場所が移動します。解離が一旦停止すると、痛みが和らぐことがあるので注意が必要です。解離により大動脈の枝が閉塞すると、四肢の脈拍欠損、片麻痺、対麻痺、腹痛、血尿など様々な症状が出現します。解離を起こしやすくする原因には、高血圧や加齢、喫煙、脂質異常症、アテローム性動脈硬化症などによる血管の変性、結合組織に異常を来す遺伝性疾患、大動脈炎、大動脈外傷の既往などがあります。突然の激しい胸背部痛、冷汗、四肢の脈拍触知不良などの症状を認めた場合は、直ちに医療機関への搬送が必要です。解離した場所によって治療方針が異なりますが、上行大動脈解離の場合は緊急の外科手術が必要です。

2. 胸部大動脈瘤
　動脈瘤は、血管の一部が病的に拡張する疾患で、その形状から紡

錘状と嚢状に分類されます。紡錘状動脈瘤は、血管の一部が全体的に拡張したもので、嚢状動脈瘤は血管の一部の壁がこぶのように袋状に拡張したものです。原因は急性大動脈解離とほぼ同様で、高血圧や脂質異常症などの生活習慣病がある療養者では注意が必要です。胸部大動脈瘤の大半は無症状ですが、動脈瘤が大きくなると、周囲の臓器や組織への圧迫により、胸痛、息切れ、咳、嗄声、嚥下困難などの症状が出現します。痛みは持続性で、体の深い部分の痛みとして感じられる傾向があります。身体診察で無症状の胸部大動脈瘤を発見することは困難ですので、かかりつけ医で胸部X線写真の撮影などの定期検査が大切です。もし見つかった場合は、血圧のコントロールが重要になります。胸背部痛が出現した場合は、大動脈瘤破裂の前兆の可能性があります。動脈瘤が破裂すると、激烈な痛みと、大量出血によるショックが生じ、救命率は非常に低くなります。

3. 肺塞栓症

　肺動脈に何らかの異物（主に血栓）が詰まってしまう疾患です。肺動脈の一部が閉塞すると、右心室から肺への血流が滞り、肺動脈圧が上昇します。また、酸素の取り込みが不十分となり、低酸素血症による呼吸困難が生じます。胸痛は、肺動脈の急激な拡張や右心室の虚血により生じ、胸骨の裏に感じることが多いといわれます。さらに、肺動脈の閉塞により末梢の肺組織が壊死すると、その部分の胸膜が刺激され痛みを生じます。肺塞栓症の原因のほとんどは、腹腔から下肢の太い静脈にできた血栓（深部静脈血栓症）です。血液凝固異常、癌患者、手術後の長期臥床などがリスクを高めます。健常者でも、長時間同じ姿勢をとる飛行機や車での移動、災害時の避難生活などで発症することがあります。深部静脈血栓症では、左

右非対称の下肢の腫脹や疼痛、浮腫がみられる場合があり、常に観察しておく必要があります。急性肺塞栓症は、突然の呼吸困難と胸痛に加え、血痰、低血圧、失神、ショックを伴うこともあり、突然死の原因となります。急性の呼吸困難と胸痛を訴える療養者をみたとき、肺塞栓症の可能性を疑うことが重要です。

4．肺高血圧症

　肺高血圧症とは、肺動脈圧が上昇（平均肺動脈圧＞25 mmHg)する様々な肺血管の病態を指します。肺動脈圧が高くなると、肺への血流が滞り、酸素の取り込みが不十分となります。また、高い圧に逆らって血液を送る必要があるため、右心室の負担が増加し、最終的には右心不全に至ります。近年では、肺高血圧症はその原因により、肺動脈性肺高血圧症、左心性心疾患による肺高血圧症、慢性肺疾患による肺高血圧症、慢性血栓塞栓性肺高血圧症、その他の稀な原因による肺高血圧症の5群に分類されています。肺高血圧症のおもな症状は、息切れ、胸痛、失神です。病初期は、労作時の息切れが出現しますが、本疾患に特徴的なものではないため、診断が遅れることもしばしばです。胸痛は、右室への負担が大きくなり、相対的な心筋虚血を来すためで、労作時に胸骨の裏側の圧迫感を感じます。狭心症の症状に非常によく似ています。右心不全症状である全身浮腫や、腹部膨満感などの訴えにも注意して下さい。

5．大動脈炎

　大動脈炎とは、大動脈の炎症性疾患を意味します。炎症による発熱や倦怠感などの全身症状が出現し、さらに血管炎特有の徴候を認めます。

1）高安動脈炎
<small>たかやすどうみゃくえん</small>

　おもに上行大動脈と大動脈弓に炎症がおこります。大動脈の分枝である頸動脈や上腕動脈にも病変がおよび、狭窄や閉塞を来します。脈が触れにくくなるので、「脈なし病」ともいわれます。若い女性に多くみられますが、中高年での発症も稀ではありません。冠動脈に病変がおよぶと、狭心症や心筋梗塞を発症します。

2）巨細胞性動脈炎

　おもに大型・中型の動脈に生じ、高齢者に多い疾患です。側頭動脈や眼動脈、大動脈の主要分枝の狭窄・閉塞による症状、大動脈弁逆流などが重要な合併症です。

3）リウマチ性大動脈炎

　関節リウマチ、強直性脊椎炎などの膠原病類縁疾患、炎症性腸疾患は、いずれも上行大動脈の大動脈炎を合併することがあります。

4）感染性大動脈炎

　細菌や真菌が、大動脈壁のアテローム性プラークより大動脈へ感染することが原因です。腎動脈より上の腹部大動脈に好発しますが、胸部大動脈にも生じ、胸背部痛の原因となります。梅毒性大動脈炎は梅毒の晩期症状で、大動脈起始部に好発します。大動脈瘤を形成し、周囲組織への圧迫による症状を来します。

■ 呼吸器疾患

1．非腫瘍性疾患

　呼吸器疾患では呼吸困難や咳などの症状が重要ですが、胸痛や胸部不快感も、呼吸器疾患が原因で生じる場合があります。肺自体に

は痛覚神経がなく、胸膜の疾患や肺血管障害（肺塞栓症、肺高血圧）が胸痛のおもな原因です。胸膜炎には、細菌性、結核性、癌性、膠原病性などがあります。一般的には、刺されるような鋭い痛みと表現され、持続性で、吸気や体位によって増強する片側性の痛みです。痛みのために呼吸が浅くなり、呼吸困難が生じます。また、胸膜に炎症がおこると、胸水が貯留して肺の拡張を妨げ、換気障害を来すこともあります。発熱、咳、痰が続いたあとに、このような痛みが出現した場合には、肺炎から波及した細菌性胸膜炎を疑います。

　気胸や縦郭気腫、縦郭炎も胸痛の原因となります。縦郭とは、肺や心臓・血管、食道の隙間の部分を指します。縦郭気腫は、通常空気の存在しない縦郭内に空気が入り込み、貯留した状態のことです。嘔吐や強い咳などで胸腔内圧が上昇すると、肺が破れておこると考えられています。前胸部痛が多く、呼吸や体位変換で悪化します。気胸についての詳細は「**第1部 息が苦しい（P35）**」項を参照して下さい。

２．腫瘍性疾患

　呼吸器の腫瘍性疾患で胸痛の原因となるものには、肺腫瘍、縦郭腫瘍、胸膜腫瘍などが挙げられます。癌が胸膜に転移すると癌性胸膜炎となり、前述したように、強い痛みが生じます。さらに、腫瘍組織が胸膜あるいは周囲の骨や筋膜を巻き込むと、やはり鋭い痛みが生じ、体動により悪化します。癌性胸膜炎を生じやすい癌は、肺癌、乳癌、悪性リンパ腫などです。癌療養者が経過中に胸痛を訴えた場合、骨や胸膜への浸潤や転移を疑う必要があります。

■ 消化器疾患

1．胃食道疾患

　胃食道疾患は、胸痛・胸部不快感を来す頻度が高く、心血管疾患との鑑別が困難です。症状についての詳細な聞き取りが重要となります。

1）胃食道逆流症

　胃の内容物が食道に逆流することで、何らかの症状が生じることをいいます。食道胃接合部にある逆流防止機構の不具合が原因で、胃酸や胆汁などが食道へ逆流し、食道に炎症がおこります。胸やけのほかに、胸痛を訴えることがあります。食後や運動中、臥位で自覚することが多く、持続時間が長いことなどが鑑別のポイントです。慢性の咳や咽喉頭炎を伴うこともあります。

2）アカラシア、びまん性食道けいれん

　アカラシアは食道の蠕動を調節する神経細胞が異常を来すことにより、びまん性食道けいれんは原因不明の異常な食道収縮により生じる食道運動障害です。いずれも嚥下困難や強い胸痛を来す稀な疾患です。

3）感染性食道炎

　免疫力の低下した療養者では、真菌やウイルスによる感染性食道炎を発症する場合があります。嚥下痛が特徴的で、嚥下障害や胸痛もみられます。

4）錠剤誘発性食道炎

　服用した薬剤が食道を通り抜けず、食道内にはまり込んだ場合に生じます。非ステロイド性消炎鎮痛薬や骨粗しょう症の薬によるこ

とが多いですが、すべての薬剤でおこる可能性があります。突然の胸痛と嚥下痛がおもな症状で、数時間かけて痛みが悪化したり、夜中に胸痛で覚醒したりします。薬を飲むときの水分が少ない、内服後すぐに横になるなどが原因ですので、服薬指導が重要です。

5）消化性胃潰瘍

　消化性潰瘍には、胃潰瘍と十二指腸潰瘍が含まれ、種々の原因により粘膜の表面が障害されておこります。焼けるような心窩部の痛みは、どちらの潰瘍にもみられます。胃潰瘍では、空腹時に悪化し食事で改善する、十二指腸潰瘍は食後数時間に出現する痛みが、あるいは夜中の痛みが典型的です。潰瘍からの出血により、吐物への血液混入や黒色便を認めることがあります。

２．胆道系疾患、膵疾患

　胆道系とは、胆のうと胆管のことで、肝臓で作られた胆汁を十二指腸へ送る役割を担います。胆道系に結石ができる疾患を胆石症といい、大半は無症状です。胆石が胆のうの入り口にはまり込むと、右上腹部に強い痛みが出現し、心窩部へ痛みが移動したり、右背部から右肩への放散痛を感じることがあります。痛みは突然始まり、非常に強い痛みが数時間続いたのち、自然に消失します。胆石が胆のうや胆管をふさぐと、胆汁の流れが滞り、細菌感染を合併して、急性胆のう炎や急性胆管炎が生じます。疼痛はさらに長時間持続し、悪寒戦慄を伴う高熱や嘔吐、黄疸が出現します。医療機関での迅速な対応が必要です。胆石症以外に、悪性腫瘍（胆のう癌、胆管癌、膵頭部癌）による閉塞が原因となる場合もあります。

　膵炎でも胸痛を来すことがあります。膵臓は、様々な消化酵素を分泌する臓器ですが、アルコール多飲や胆石症によって、膵酵素が

膵臓自体や周囲組織に炎症を生じさせます。痛みは、心窩部から背部の強い持続痛で、体を折り曲げると軽減します。また、胸水が貯留し、胸痛や呼吸困難を訴える場合があります。大量の点滴と絶食による治療が必要です。

その他の疾患

1．筋骨格系疾患

　胸壁を構成する筋骨格系、神経、皮膚の疾患も胸痛の原因となります。一般的に、筋骨格系疾患の痛みは範囲が狭く、指先で「ここ」と示すことができます。鋭い痛みで、圧痛があり、深呼吸や体動で悪化します。肋骨と胸骨の接合部にある肋軟骨の炎症（Tietze症候群や肋軟骨炎）の頻度が高く、頸部神経根症や、肩関節炎で腕神経叢が圧迫されることにより胸痛が生じることもあります。肋骨骨折、胸椎圧迫骨折、癌の骨転移、剣状突起痛、すべり肋骨症候群なども考えられます。また、肋骨に沿うように広がる痛みは、肋間神経痛や肋間筋のけいれん、帯状疱疹が原因となります。

1）Tietze症候群と肋軟骨炎

　Tietze症候群は1つまたは複数の肋軟骨関節の炎症で、肋軟骨部の軽度の腫脹と圧痛が特徴です。40歳以前に発症し、第2または第3肋軟骨関節に好発します。前胸部痛が突然もしくは徐々に出現し、上腕や肩に痛みが放散します。肋軟骨炎は40歳以上の女性に多く、好発部位は第3、4、5肋軟骨関節です。消炎鎮痛薬による対症療法を行います。

2）帯状疱疹

水痘の原因である水痘・帯状疱疹ウイルスは、治癒後も脊髄後根神経節に潜伏しています。疲労や免疫低下などにより再活性化されると、片側性かつ帯状に痛みを伴う水疱群を形成します。水疱が出現する数日前より、皮膚がぴりぴりするような痛みを自覚し、次第に発赤や水疱などの皮膚症状が現れます。治療は抗ウイルス薬の内服・点滴ですが、治療が遅れると効果が弱くなります。また、ウイルスに未感染の人が接触すると、水痘を発症することがあるので注意が必要です。

２．精神疾患・心因性

身体病であっても精神病であっても、重篤な病態にある人は、不安でありどうしても沈みがちになります。また、長期に患った療養者の看病に家族も疲れてきます。そこで大切になるのが笑いです。笑うことが体に良い影響を及ぼすことは、医学的にも解明されています。いかなる苦悩の中にあっても、笑いを模索することは大切です。このことは今後の生命医療心理学の発展のための大きな課題です。生命医療心理学とは医療現場における、対人関係の持ち方が重要な要素として取り上げられます。特に思い悩むことを強く訴える療養者には笑顔をもたらすことが重要です。その為には医療者が笑顔で接することが重要です。療養者に笑顔を受け止めてもらえれば、笑顔が返ってきます。しっかり話を聞くことは大切です。しかし、深刻に聞くこととは異なります。深刻に聞けば相手も深刻に話すでしょう。しかし、深刻さは不安をもたらすことになります。時にして深刻さは、大きな心理的負荷をもたらすことがあります。療養者の過剰な深刻さを緩和していくのが、精神科での課題です。正確に話を聞くことと、深刻に聞いて、相手の不安を高めることとは異なることを理解し、精神科の療養者への対応を考えるのが大切です。

第2部
胸が苦しい

2章　ケアの実際

重要なポイントと
ピットフォール

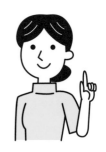

重要なポイント

　循環器疾患は急性発症も多く、また慢性心不全のように慢性状態から急激に状態が悪化する場合もあり、状態を判断するアセスメントが重要となります。

　「胸が苦しい」という訴えがあった場合は**緊急性を判断し、危険性がある場合直ちに医療機関につなぐことです**[1]。

- **呼吸困難を伴うような胸痛や胸の苦しさは、緊急性の高い症状です。**
- **全身状態、痛みの場所、性質や程度、持続時間、随伴症状**などを確認し医療機関に伝えます。
- 特に高齢者では、症状や急性増悪の徴候に療養者自身気がつかないことも多く、**家族や介護者に、症状を確認します。**

普段から介護者や家族に疾患の理解を促して、異常の早期発見につなげていくことが重要なポイントとなります。

　また循環器疾患をもつ療養者のケアは症状緩和や再発予防への生活調整を行っていくことが大切です。特に心不全をもつ療養者では、入退院を繰り返し、心機能だけではなく生活機能や心理面など様々な機能低下をきたすため、**身体機能のみならず、栄養、心理、認知機能、社会的側面などを考慮して多職種による介入**を行っていく[2]ことがコントロールの鍵となります。

参考文献
1) 吉田俊子編集　他：系統看護学講座　専門分野Ⅱ　循環器　成人看護学3　医学書院、東京, 2017
2) 日本循環器学会/日本心不全学会合同ガイドライン：慢性・急性心不全治療ガイドライン（2017年改訂版）http://www.j-circ.or.jp/guideline/pdf/JCS2012_nohara_h.pdf（閲覧日：平成30年9月25日）

第2部　胸が苦しい　2章

ケアの実際

循環器疾患をもつ人への介入・包括的心臓リハビリテーションとは

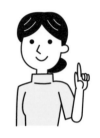

理念、考え方、目的、チーム医療、実施と評価

　循環器疾患は生活の仕方が病状を左右することから、生活の場での変化を捉えることが大切です。循環器疾患をもつ療養者には高齢者が多く、併存疾患を持っており、認知能力の低下に加え、自覚症状が乏しく、さらに症状が一定せずに複雑化しているという特徴があります。**胸痛、呼吸困難、動悸、浮腫、倦怠感等の症状の出現は、状態悪化の重要な目安ですが、症状が明確ではなく、本人が気が付かない**こともあります。

　息切れや足や顔のむくみなどの観察とともに、**普段の生活動作との変化、睡眠や休息の状態を確認していくことや、療養者本人のみならず家族や介護者に症状や生活動作の変化を伝えていくことが大切です。また、循環器疾患の原因や症状悪化の多くは生活習慣に根ざしており、望ましい生活習慣の獲得への支援は看護師の重要な役

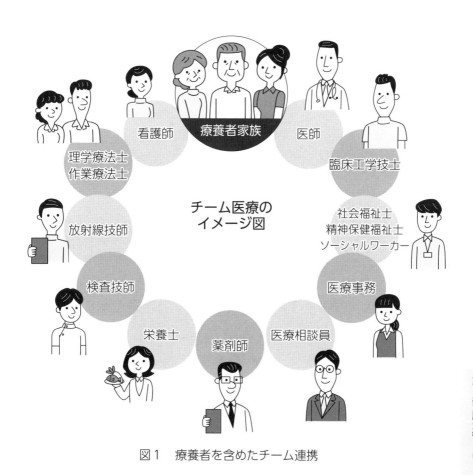

図1　療養者を含めたチーム連携

割です。医師、理学療法士、管理栄養士、作業療法士、ソーシャル
ワーカーなどの多職種と連携した介入を行い（**図1**）、社会資源の
活用を図り、効果的な支援につなげていくことが求められます。

心臓リハビリテーションとは

表1　時間的区分定義[※]

区分	第Ⅰ相	第Ⅱ相		第Ⅲ相
時期	急性期	前期回復期	後期回復期	維持期
場所	ICU／CCU	一般循環器病棟	外来・通院リハ	地域の運動施設
目的	日常生活への復帰	社会生活への復帰	社会生活へ復帰 新しい生活習慣	快適な生活 再発予防
主な 内容	機能評価 療養計画 床上理学療法 座位・立位負荷 30〜100m歩行 試験	病態・機能評価 精神・心理評価 リハの重要性啓発 運動負荷試験 運動処方 生活一般・食事・ 服薬指導 カウンセリング 社会的不利への対 応法 復職支援	病態・機能評価 精神・心理評価 運動負荷試験 運動処方 運動療法 生活一般・食事・ 服薬指導 集団療法 カウンセリング 冠危険因子是正	よりよい生活習慣 の維持 冠危険因子是正 運動処方 運動療法 集団療法

※　日本循環器学会　循環器病の診断と治療に関するガイドライン（2011年合同研究班報告）：
心血管疾患に関するリハビリテーションにおけるガイドライン（2012年改訂版）http://www.
j-circ.or.jp/guideline/pdf/JCS2012_nohara_h.pdf（閲覧日：平成30年9月25日）より

　心臓リハビリテーション（以下、心リハ）は、医学的な評価、運動処方、冠危険因子の是正、教育およびカウンセリングからなる包括的なプログラムです[※]。

　心リハの時間的区分として（**表1**）

　第Ⅰ相：発症（手術）当日からICU, CCUまでの急性期心リハ

　第Ⅱ相：一般循環器病棟での入院中に行われる前期回復期心リ
　　　　　ハ、外来、通院リハとして行われる後期回復期心リハ
　第Ⅲ相：社会復帰後に生涯を通じて行われる維持期心リハ
　　　　　の３つの相があります※。
どの相においても、**多職種連携は心リハの重要な要素**となります。
　慢性心不全患者への包括的外来心リハでは、医師・看護師・理学
療法士などの多職種チームによる
（１）運動処方に基づく運動療法を退院後に週１～３回の外来通院
　　　方式で継続
（２）慢性心不全の治療アドヒアランス遵守・自己管理への動機づ
　　　けとその具体的方法を指導
（３）心不全増悪の早期徴候を発見し、心不全再入院を未然に防止
　　　する対策の実施
が行われています[1]。

参考文献
1）日本循環器学会／日本心不全学会合同ガイドライン：急性・慢性心不全診療ガイドライン（2017
　　年改訂版）http://www.j-circ.or.jp/guideline/pdf/JCS2017_tsutsui_h.pdf

第2部 胸が苦しい　2章

ケアの実際

「胸が苦しい」
在宅療養者へのケア

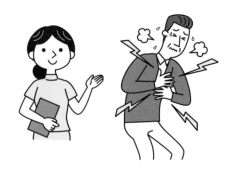

■ 疾患の理解

1．本人の理解の確認

　疾患をコントロールしていくには、療養者自身が病態や疾患を理解し、服薬管理、食事、活動や運動等の生活調整の重要性を知ってセルフモニタリングを行っていくことが重要となります（**セルフモニタリング**の項140ページ参照）。**本人がどのように疾患を理解しているのか**は、在宅でのコントロールにむけた重要な鍵となります。**本人と家族の疾患と病状のとらえ方が違う**場合も多く見受けられます。本人と家族がどの程度の自己管理が可能であるか、**ヘルスリテラシー**※（健康や医療に関する情報を探し、理解し、評価して、活用できる力）[1]はどの程度か、また**認知機能の低下や抑うつ状態**に陥っていないかを評価していくことが重要です。抑うつ状態の評価尺度のPHQ-2（Patient Health. Questionnaire-2）、PHQ-9は、臨床で簡便に評価できる尺度として用いられています[4]。
また、今後の治療や方向性の確認では、**アドバンス・ケア・プラン**

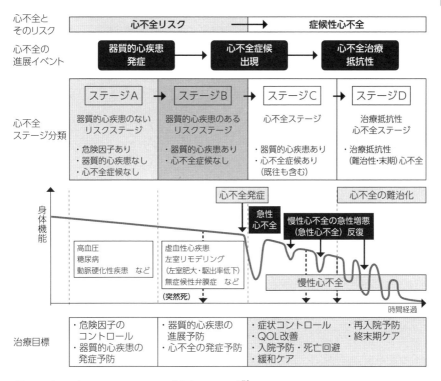

図1　心不全とそのリスクの進展ステージ[5]

(厚生労働省.2017より改変)

※　厚生労働省. 脳卒中、心臓病その他の循環器病に係る診療提供体制の在り方に関する検討会.
脳卒中、心臓病その他の循環器病に係る診療提供体制の在り方について（平成29年7月）.
http://www. mhlw.go.jp/file/05-Shingikai-10901000-Kenkoukyoku-
Soumuka/0000173149.pdf

ニング[3]の重要性が示されています（**緩和ケア**の項142ページ参
照）。実施には、**医療従事者から適切な情報提供と説明がなされた
うえで、本人と医療・ケアチームとの合意形成に向けた十分な話し
合いを踏まえた、本人による意思決定**を基本としています。多専門
職から構成される医療・ケアチームとして方針の決定を行うことが
重要です[5]。

*ヘルスリテラシー
健康情報を入手し、理解し、評価し、活用するための知識、意欲、能力であり、それによって、日常
生活におけるヘルスケア、疾病予防、ヘルスプロモーションについて判断したり意思決定をしたりし
て、生涯を通じて生活の質を維持・向上させることができる[1], [2]

2. 経過と予後

　図1は、循環器疾患の終末像である心不全にて、死を迎えるまでの経過を示しています。慢性心不全のステージ分類を予防期から終末期までA〜Dで分けており、心不全に至る病態の開始は、発症前からの連続した冠危険因子の集積であることが示されています[5]。つまり、高血圧などの**危険因子がある状態は、心不全発症リスク**ととらえて、循環器疾患を防ぐ生活習慣を獲得するための教育を行い、改善することが重要となります。

　また、循環器疾患を予防する生活習慣の獲得は、他疾患のコントロールにもつながります。心血管疾患の強力な危険因子として慢性腎臓病があります。慢性腎臓病では、エリスロポエチン産生能の低下により貧血をきたすことが多くなります。貧血は心不全の独立した増悪因子でもあり、心不全と慢性腎臓病では、しばしば貧血を合併して相互に病態をさらに悪化させます。これは**心腎貧血連関**<ruby>心腎貧血連関<rt>しんじんひんけつれんかん</rt></ruby>と呼ばれています[6]。慢性腎臓病の危険因子には、肥満、運動不足、飲酒、喫煙、ストレスなどの生活習慣が挙げられ、自己管理への支援が重要です。心不全の病態は、急性増悪を繰り返して、悪化をきたしてきますが、**予後が不確かであり、療養者や家族が病状を理解しにくい**という特徴があり、心不全をもつ療養者への緩和ケアの介入は重要な課題となっています（**緩和ケア**の項142ページ参照）。

参考文献

1) 中山和弘編集：健康を決める力　http://www.healthliteracy.jp/（閲覧日：平成30年9月30日）

2) Sorensen K, et al. Consortium Health Literacy Project European. Health literacy and public health：a systematic review and integration of definitions and models. BMC Public　Health. Jan 25;12:80, 2012.

3) 厚生労働省：人生の最終段階における医療・ケアの決定プロセスに関するガイドライン（平成30年3月改訂）https://square.umin.ac.jp/endoflife/shimin01/img/date/pdf/EOL_shimin_A4_text_0416.pdf（閲覧日：平成30年9月30日）

4) 循環器病の診断と治療に関するガイドライン（2011年合同研究班報告）：心血管疾患におけるリハビリテーションにおけるガイドライン（2012年改訂版）http://www.j-circ.or.jp/guideline/pdf/JCS2012_nohara_h.pdf（閲覧日：平成30年9月25日）

5) 日本循環器学会／日本心不全学会合同ガイドライン：急性・慢性心不全診療ガイドライン（2017年改訂版）http://www.j-circ.or.jp/guideline/pdf/JCS2017_tsutsui_h.pdf（閲覧日：平成30年9月30日）

6) 吉田俊子編集 他：系統看護学講座　専門分野Ⅱ　循環器　成人看護学3　医学書院、東京, 2017

循環器疾患のアセスメントの留意点

■循環器疾患は慢性期管理と急性増悪時の対処の二つの視点が必要

　循環器疾患は、生活習慣が原因で起こる場合が多く、多くは慢性的な経過をたどりますが、心不全増悪や、虚血発作などが起きると、ショックや死に至る危険性が高い急性疾患の性質もあります。よって、生活の中で病いと折り合いがつけられるようなセルフケア支援と、急性増悪時の的確でタイムリーなフィジカルアセスメントを実践していく必要があります。

■高齢療養者の身体症状を見抜く力が必要

　在宅療養中の循環器疾患で在宅療養する方のほとんどは高齢者で、胸痛があっても、「身体がつらい」など、的確に身体表現できない場合もあります。そのため、聞く側のスキルも求められます。

第2部 胸が苦しい　2章　ケアの実際

119

「苦しくない」とは言っても、頻呼吸でSpO$_2$も低下している場合もあるので、バイタルサインと症状確認、フィジカルアセスメントを常にセットで考えることが重要です。また、急性増悪時の連絡方法や治療方針などを本人、家族、医療スタッフと予め情報共有し、緊急時に迅速な対応ができるように調整しておくことも重要です。

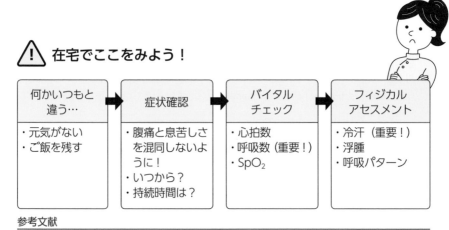

⚠ 在宅でここをみよう！

何かいつもと違う…	症状確認	バイタルチェック	フィジカルアセスメント
・元気がない ・ご飯を残す	・腹痛と息苦しさを混同しないように！ ・いつから？ ・持続時間は？	・心拍数 ・呼吸数（重要！） ・SpO$_2$	・冷汗（重要！） ・浮腫 ・呼吸パターン

参考文献

佐々木真弓/2015/慢性心不全のあたらしいケアと管理　チーム医療・地域連携・在宅管理・終末期ケアの実践p52-56/南江堂

■ 薬物療法

　心不全の治療において、薬物療法は基本であり重要です。心不全治療薬は症状を改善するような「目に見える治療」を目的とするものから、長期予後の改善を見据えた「目に見えない治療」を目的とするものまで多岐にわたります。看護師は、薬効や処方されている目的や有害事象を理解した上で、確実な服薬に向けた支援をしなければなりません。一方、高齢者のポリファーマシー※1も問題になっています。よって療養者個々のアドヒアランスや生活背景に即した服薬支援の検討も必要です。

1．心不全の治療に用いられる代表的な経口薬

		作用	一般名（商品名の一例）	注意したい主な薬物有害事象
症状を改善するような「目に見える治療」	利尿薬	尿量を増加させ、うっ血による呼吸困難や浮腫を改善。腎臓の作用部位により異なる特徴をもつ。	【ループ利尿薬】 フロセミド（ラシックス®） アゾセミド（ダイアート®） トラセミド（ルプラック®）	腎機能低下 血圧低下 低カリウム血症 高尿酸血症
			【サイアザイド系利尿薬】 トリクロメチアジド （フルイトラン®）	低カリウム血症 高尿酸血症 耐糖能異常 血圧低下
			【バソプレッシンV₂受容体拮抗薬】 トルバプタン（サムスカ®）	口渇 高ナトリウム血症
	血管拡張薬	血管を拡げ、前負荷・後負荷を軽減。狭心症症状の改善。	【硝酸薬】 ニトログリセリン （ニトロペン舌下錠®、ミオコールスプレー®） 硝酸イソソルビド（アイトロール®。ニトロール錠®）	血圧低下 頭痛
			【カルシウム拮抗薬】 ジルチアゼム（ヘルベッサー®） アムロジピンベシル （アムロジン®）	血圧低下
	強心薬	心筋の収縮力を増強。	ドカルバミン（タナドーパ®） デノパミン（カルグート®） ピモベンタン（アカルディ®）	不整脈
	抗不整脈薬	心臓の電気的活動を抑えることでリズムを正常に戻したり心拍数を調整。	（リスモダン®、シベノール®、アスペノン®、リドカイン®、メキシチール®、プロノン®、タンボコール®、サンリズム®）	心不全増悪 催不整脈
			（アンカロン®、ソタコール®）	QT延長による致死性不整脈 アンカロン：肺障害（間質性肺炎）

注
※1　ポリファーマシー：多剤服用により薬物有害事象のリスク増加、服薬過誤、服薬アドヒアランス低下等の問題につながる状態

		作用	一般名（商品名の一例）	注意したい 主な薬物有害事象
長期予後の改善を見据えた「目に見えない治療」	ACE[※2] 阻害薬/ ARB[※3]	降圧による後負荷の軽減。 収縮不全による心不全の予後の改善。	【ACE[※2]阻害薬】 エナラプリル（レニベース®） ペリンドプリル（コバシル®） イミダプリル（タナトリル®） 【ARB[※3]】 カンデサルタン（ブロプレス®） バルサルタン（ディオバン®） オルメサルタン（オルメテック®）	血圧低下 腎機能低下 高カリウム血症 ＊ACE阻害薬： 咳嗽
	抗アルドステロン薬	利尿作用。降圧による後負荷の軽減。 収縮不全による心不全の予後の改善。	スピロノラクトン （アルダクトン®） エプレレノン（セララ®）	高カリウム血症 倦怠感 食欲不振 女性化乳房
	β遮断薬	降圧、徐拍化、心保護作用。 収縮不全による心不全の予後の改善。	ビソプロロール （メインテート®） カルベジロール （アーチスト®）	血圧低下 徐脈 心不全増悪

注
※2　アンジオテンシン変換酵素
※3　アンジオテンシンⅡ受容体拮抗薬

2．高齢者の服薬支援

　高齢者は認知機能や身体機能の低下などから、服薬アドヒアランスが低下しやすいといわれています。看護師の役割として、療養者情報からアセスメントしたことを多職種と情報共有し、連携・協働することで、一人ひとりの生活スタイルに合わせた服薬支援に繋がることが期待されます。

3．「心不全の薬物療法」のポイント

　1．療養者に処方されている薬の薬効、目的、有害事象を知る
　2．実際の服薬状況はどうか（飲み忘れがないか、誰が管理しているか、どのように管理しているか）
　3．薬の有害事象を疑うような症状はないか
　4．暮らしぶりや生活背景はどうか

5．服薬に関し、どのような思いを療養者家族は抱いているか

6．2〜6をアセスメントし、それらを薬剤師や医師などに情報提供する

7．必要時、他職種と協力して処方内容や用法の見直しや、調剤方法の工夫を図る

参考文献

猪又孝元：心不全管理をアートする　脚本はどう作るのか，メジカルビュー社，2017.

佐藤直樹　編：特集　知っておきたい心不全治療薬の目的と使い方，循環器ナーシング，医学出版，Vol.8 No.2，2018.

日本循環器学会ら：日本循環器学会/日本心不全学会合同ガイドライン 急性・慢性心不全診療ガイドライン（2017年改訂版），http://www.j-circ.or.jp/guideline/pdf/JCS2017_tsutsui_h.pdf，2018.

厚生労働省：「高齢者の医薬品適正使用の指針（総論編）について」（平成30年5月29日付け医政安発0529第1号，薬生安発0529第1号），http://www.mhlw.go.jp/file/05-Shingikai-11121000-Iyakusyokuhinkyoyu-Soumuka/0000209384.pdf，2018.

■ 日常生活動作への工夫と支援

1．食事

■心不全予防は塩分制限6g／日以下

　食事は人生の楽しみですが、循環器疾患の療養者は塩分などの制限が必要な場合がほとんどです。心不全予防に対しては1日6g程度の減塩食が推奨されています。まずは、「塩分の摂りすぎは循環血液量を増やし、心臓に負担になるということ」を療養者・家族に指導することが必要です。そして、とおり一辺倒の指導をするのではなく、療養者の好み、調理法、買い物の手段、調理者など「食事」にかかわる情報をしっかり把握し、**実際に可能な減塩方法を療養者・家族と検討していくこと**が大切です。デイサービスや施設利用をしている場合は、施設の方に制限食が可能か調整することも必要です。日中独居の場合は、宅配食などを利用しても良いでしょう。

第2部　胸が苦しい　2章　ケアの実際

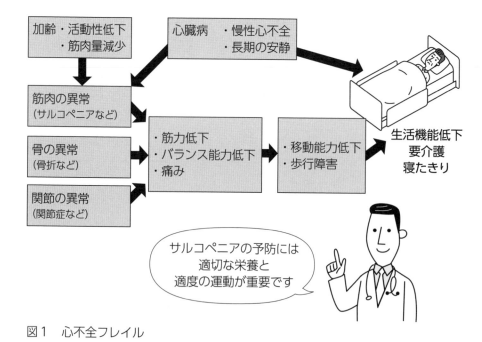

図1　心不全フレイル

■寝たきり予防のためにはタンパク質をとりましょう

　心不全フレイル（**図１**）の**低栄養に対するアセスメント**も必要です。利尿剤による脱水や極端な減塩が食欲不振の原因となっていないか、誤嚥などがないかなどの観察も必要です。サルコペニア予防には１日75ｇ以上のたんぱく質摂取が推奨されていますが、食事摂取量が不良な療養者には食べやすい形態にして工夫すると良いでしょう。

　「食べる」ことは「生きる」ことにつながる行為です。療養者の重症度をアセスメントし、病期に応じて、食事制限などの指導もギアチェンジをして、人生の最終段階まで、口から食べる喜びを感じてもらえるような援助が必要です。

2．身体活動
■過度の安静は禁物、具体的な活動量の提示をしましょう

　過度な身体活動は心負荷につながりますが、適切な運動は循環器疾患をもつ療養者の運動耐容能（体力）を高め、QOLを改善するともいわれています。どの程度までの運動なら心負荷にならないのか、事前に主治医に確認し、療養者に説明することが重要です。説明の際には「あまり無理しない」という表現ではなく、「10分ほどなら息切れがしない程度に散歩をしても良い」など具体的に説明すると、療養者・家族の不安も軽減できます。また、食事、入浴、外出など連続して行わないよう指導もしましょう。

■個々の療養者の生活背景に沿った活動の指導

　日常生活動作は療養者の生活背景により異なります。エレベーターがなかったり、段差が多い住居環境だったり、農家であれば田植えの時期や収穫期、寒冷地なら雪かきの時期など季節や地域特性もあります。また、親や配偶者の介護、家事負担などが心負荷や精神的負担につながる場合は、ケアマネージャーや地域包括支援センターなどと連携し、ヘルパーなど社会資源で調整することも必要です。

　高齢者でデイサービスなどを利用している場合は、運動を行っても良いバイタルサイン、運動量などを事前に主治医に確認し、施設スタッフと連携を取ることが重要です。

　療養者の住居環境、生活背景を情報収集し個々に沿った活動の指導が、その人らしさを維持できる支援につながります。

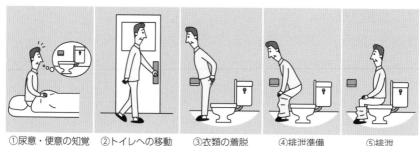

①尿意・便意の知覚　②トイレへの移動　③衣類の着脱　④排泄準備　⑤排泄

図2　排泄動作の流れ

3．排泄

■心負荷がかからないような排泄動作の工夫が必要

　排泄行動（**図2**）には、①尿意・便意の知覚、②トイレへの移動、③衣類の着脱、④排泄準備、⑤排泄、後始末とさまざまな動作が関与します。**心負荷がかかりやすい動作は「トイレへの移動」や、排便時の怒責**などです。利尿剤の内服による頻尿や、高齢に伴った夜間頻尿などで、トイレに行く動作が頻回になることで、心負荷につながる場合もあります。トイレまでの距離が遠い場合は、ポータブルトイレやしびんなどを設置したり、寝所を移すなどの工夫をします。冬季には寝室とトイレの温度差も少なくするような配慮も必要です。

　便秘による怒責は血圧上昇につながるため、食物繊維の多いものの摂取や下剤の内服などで、排便コントロールを行うことも重要です。

　排泄は人の尊厳にかかわる日常生活動作です。良かれと思って、「オムツでしてください」と安易に促すことは、自尊心の喪失にもつながりかねません。しかしながら心負荷をかけないためには、安静にせざるを得ない場面もあります。「トイレで用を足す」というあたり前の行為を療養者が在宅でできる限り実現できるように、療

養者・家族と話し合いながら心負荷がかかる要因を排除し、援助していくことが重要です。

4．入浴
■浴室の気温差に注意、入浴行為の活動量はやや高め

入浴の活動量は4〜5METs程度で、早歩きや庭の草むしりと同等のエネルギーを消耗します。

適切な入浴方法は、40〜41℃程度のぬるま湯に、時間は10分以内が良いとされています。深く湯につかると静水圧により静脈還流が増して、心内圧が上昇するので、鎖骨下までの深さの半座位浴を指導します。また、洗髪時は心臓を圧迫するような前かがみは、なるべく避けるようにすると良いでしょう。

温かい部屋から急に冷えた浴室に入ると、血圧が急上昇するため危険です。入浴前には浴室をシャワーで温め、温度差がないように工夫が必要です。

高齢者などで、デイサービスや訪問入浴などを利用している場合も、援助する介護者に入浴時の注意点を指導し、心負荷がかからない工夫をしていくことが重要です。

5．感染予防
■ワクチン接種の推奨、高齢者は誤嚥性肺炎にも注意しましょう

感染症は代謝亢進や発熱、頻脈などを引き起こすため、心負荷になります。とくに肺炎などの呼吸器系の感染症は、低酸素血症もまねくため、注意が必要です。

外出から帰ったら、手洗い、うがいを徹底し、室内の温度・湿度の調節や換気などを習慣化するように指導しましょう。かぜをひいたら早めに受診し悪化を予防することも必要です。

高齢の療養者においては誤飲による肺炎もよくみられます。食事摂取時にむせがないか、形態が適切かなどの観察も必要です。睡眠中の唾液の誤嚥や口腔内の汚染も肺炎を引き起こすおそれがあります。口腔ケアは食後のみではなく、できれば寝る前も行うようにするとよいでしょう。

　ガイドラインではすべての心不全患者がインフルエンザワクチンを接種することが推奨されています。合わせて65歳以上の療養者には肺炎球菌ワクチンの接種もすすめましょう。

参考文献

加藤尚子・眞茅みゆき・池亀俊美/2012年/心不全ケア教本/メディカル・サイエンス・インターナショナル

班長　筒井裕之/2018年/急性・慢性心不全診療ガイドライン（2017年改訂版）

吉田俊子/2015年/系統看護学講座　専門分野Ⅱ　成人看護学3/医学書院

佐々木真弓/2015/慢性心不全のあたらしいケアと管理　チーム医療・地域連携・在宅管理・終末期ケアの実践p52-56/南江堂

栄養状態のアセスメント

1. フレイル

　循環器疾患の終末像である心不全をもつ療養者では、低栄養状態に陥ることが多いといわれています**（図1）**。高齢心不全患者の低栄養は、筋肉の量・質の低下、食事摂取量の減少による心不全の増悪と体液貯留をもたらし、低栄養がさらなる栄養状態の悪化を招く、"フレイルサイクル"ともいわれる悪循環を生み出します。**フレイル**とは、「高齢期に生理的予備能が低下することで、ストレスに対する脆弱性が亢進し、生活機能障害、要介護状態、死亡等の転帰に陥りやすい状態」[1]をいいます。フレイルは心不全をもつ療養者の約半数に認められるといわれており、栄養面からもフレイルを予防していくことが大切です。

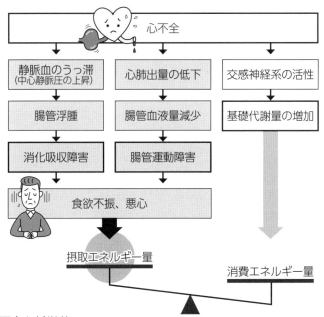

図1　心不全と低栄養

2．栄養評価

　栄養状態のアセスメントには、**体重、上腕三頭筋皮下脂肪厚、上腕筋囲長**が用いられます²⁾[2)]。また、**CONUTスコア**という血液検査値を用いる評価方法もあります。

　体重による評価（**表1**）には、**標準体重比（% IBW）**と**平常時体重比（% UBW）**があり、以下の式で求めます。

$$標 準 体 重 = 身長 (m)^2 \times 22$$
$$標 準 体 重 比 = 現体重 (kg) \div 標準体重 (kg) \times 100$$
$$平常時体重比 = 現体重 (kg) \div 平常時体重 (kg) \times 100$$

平常時体重には直近の状態が安定していた時点の体重を用いましょう。自宅での体重測定が困難な場合は、訪問入浴サービスや通所サービスの事業所と連携し、情報を得るとよいでしょう。

表1　体重による栄養状態の評価

	正常	栄養障害		
		軽度	中等度	高度
%標準体重	90%以上	80~90%	70~80%	70%未満
%平常時体重		85~95%	75~85%	75%未満

表2　CONUTスコアの算出と判定

Alb 値（g/dL）	≧3.5	3.00~3.49	2.50~2.99	<2.5
スコア①	0	2	4	6
TLC 値（/uL）	≧1600	1200~1599	800~1199	<800
スコア②	0	1	2	3
TC 値（mg/dL）	≧180	140~179	100~139	<100
スコア③	0	1	2	3

栄養レベル判定（Alb+TLC+TC）

栄養レベル	正常	軽度異常	中等度異常	高度異常
CONUTスコア ①+②+③	0~1	2~4	5~8	9~12

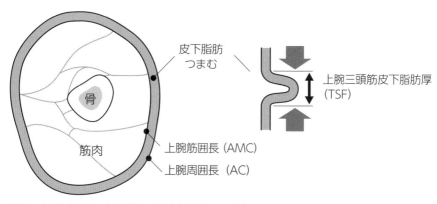

皮下脂肪
つまむ

上腕三頭筋皮下脂肪厚
（TSF）

骨

筋肉

上腕筋囲長（AMC）

上腕周囲長（AC）

図2　簡略化した上腕断面と測定内容の関係

　上腕三頭筋皮下脂肪厚（TSF）[1]と上腕筋囲長（AMC）[2]は、リハビリテーションの専門家や栄養士が用いることが多いです。上腕骨中点（肩先から肘先までの中間点）におけるTSFとAMCを表したのが**図2**です。これらの値が減少傾向にある場合、栄養状態が悪化している可能性を考えましょう。

　CONUTスコアには、血清アルブミン値（Alb）、末梢血リンパ球数（TLC）、総コレステロール値（TC）を用います。それぞれの値をスコア化し、合計点によって栄養レベルを判定します**（表2）**。

---

[1]　上腕三頭筋皮下脂肪厚（TSF）は、上腕骨中点の皮膚を、親指と他の4本の指で脂肪と筋肉を分離させるようにつまみ上げたときの厚さです。

[2]　上腕筋囲長（AMC）はTSFと上腕周囲長（AC）によって計算します。ACは、上腕骨中点の上腕周径であり、上腕筋囲長はAMC（cm）＝AC（cm）−TSF（cm）×3.14により求めます。

3．必要エネルギー

　最も簡便な算出方法は、体重あたりのエネルギー量から算出する方法です。その他、年齢別基礎代謝基準値を用いる方法や、推定した基礎消費エネルギー量に活動因子と侵襲因子を乗じる方法があります。どの方法で算出した場合も、現体重と目標体重の差が大きい場合には、少しずつ目標値に近づけていきます。

必要エネルギー＝標準体重×身体活動量

標準体重 (kg) ＝身長 (m) ×身長 (m) ×22

身体活動量
　軽労作（デスクワークが多い職業など）25〜30kcal/kg標準体重
　普通の労作（立ち仕事が多い職業など）30〜35kcal/kg標準体重
　重い労作（力仕事が多い職業など）　　35〜　kcal/kg標準体重

　食生活における減塩は重要ですが、厳しい塩分制限は食欲を低下させることがあり、特に高齢者の場合に注意が必要です。また、利尿薬に伴う低ナトリウム血症や、ジギタリス製剤、ワルファリンなどの内服薬も食欲低下の原因となるので注意しましょう。食事による疲労や苦痛が大きい場合や十分に摂取できない場合は、1食の量が多いかもしれません。消化機能の低下や心負荷を考慮し、必要なエネルギーを摂取するために、分割食にすることや栄養補助食品の利用、一部を濃厚流動食や経腸栄養剤などに置き換えることも検討しましょう。

4. 低栄養時に注意を要する薬剤

栄養状態と薬剤の関係では、**ワルファリン**に特に注意が必要です。ワルファリンは、血漿アルブミンとの結合率が高いため、血漿アルブミンが減少していることが多い高齢者や低栄養時には、遊離している薬物の血中濃度が高くなるおそれがあります。**十分に食事が摂れないことが続く場合や、出血傾向を認めるときには、医師に相談しましょう。**

参考文献

1) 大内尉義, 荒井秀典／2014／フレイルに関する日本老年医学会からのステートメント／日本老年医学会https://jpn-geriat-soc.or.jp/info/topics/pdf/20140513_01_01.pdf
2) 山東勤弥, 保木昌徳, 雨海照祥 編／2009／疾患・病態別栄養管理の実際 呼吸・循環系の疾患 (p.49)／文光堂

医療機器の管理

1. 心臓植え込み型デバイス

植え込み型デバイスには、ペースメーカのほか、ICD、CRTがあります。

ICD[※1]とは、植え込み型除細動器といって、心室細動や心室頻拍といった致死性不整脈の治療を行う機器です。ICDは、危険な不整脈を検知し、抗頻拍ペーシング、カルディオバージョン、除細動という強さの異なる電気刺激によって不整脈を止めます。ただし、心室細動では直ちに除細動が行われます。

CRT[※2]は心臓再同期療法といい、左室収縮不全に対する治療です。左右の心室をペーシングし、収縮のタイミングを揃えることで心臓のポンプ機能を改善します。除細動機能のあるものをCRT-D、

※1 ICD：Implantable Cardioverter Defibrillator
※2 CRT：Cardiac Resynchronization Therapy

133

ないものをCRT-Pといい、多くの症例でCRT-Dが推奨されます。

　心臓植え込み型デバイスは、電化製品や電気機器等に近づいたり使用したりすることによって電磁干渉が生じると、ペーシングが抑制されて危険を伴うことがあります。そのため、**体脂肪計など体に電気を通すものは使用しないこと、アースを取るべき電化製品にはアースを取ること**を指導します[3]。在宅療養者が電磁干渉を過度に気にする場合は、長時間の接触を避けること、異常を感じたらその場から離れればよいことを説明します。**特にIH機器の使用は短時間に留めましょう。**IH機器とデバイスの距離は50cm以上離すことが望ましく、なかでも、IH炊飯器は炊飯中だけでなく保温中も強力な電磁波を発生しているので[1]、炊飯器を使用するとき以外はデバイスが炊飯器に近づかないように、置き場所を工夫することも大切です。

※3　電磁干渉への対応については、日本不整脈デバイス工業会やフクダ電子のウェブサイトで確認できます。

2. 非侵襲的陽圧換気療法（NPPV）

　心不全に対するNPPV[4]には、CPAP[5]とASV[6]があります（153ページ参照）。これらのNPPVの血行動態に対する作用として、肺うっ血の改善、左室前負荷・後負荷の軽減、交感神経の抑制が挙げられます。このように、**NPPVは睡眠呼吸障害の治療目的だけでなく、うっ血に基づく症状の緩和目的でも用いられます。**CPAPは、気道内に一定の圧をかけ続けることで、気道の閉塞を緩和し、気道を確保します。ASVは、呼吸パターンに合わせてサポート圧をかけ、

※4　NPPV：non-invasive positive pressure ventilation
※5　CPAP：continuous positive airway pressure
※6　ASV：adaptive servo-ventilation

安定した呼吸に調整します。ASVは、交感神経の抑制に関して
CPAPよりも効果的である可能性が示されていますが、漫然と使用
し続けることの危険も指摘されており、心不全が安定化していれ
ば、離脱またはCPAPへの切り替えを検討します[2],[3]。

　NPPVの管理で大切なポイントは、マスクのフィッティングと心
理的抵抗感の軽減です。入院期にマスクのタイプや圧を調整してい
ても、在宅で使用できているとは限りません。病院は受診時にデー
タカードから情報を得ますが、**療養者がNPPVを継続できている
か、眠れているか、苦痛や弊害を感じていないか**確認し、病院へつ
ないでいくことも大切です。睡眠呼吸障害に対してではなく、うっ
血症状の緩和目的の使用であれば、夜間に限らず、日中に4時間以
上使用することで効果があることもわかっています。

参考文献

1)　奥村謙 班長／2013／ペースメーカ、ICD、CRTを受けた患者の社会復帰・就学・就労に関する
　　ガイドライン（2013年改訂版）(p.23)／日本循環器学会　http://j-circ.or.jp/guideline/pdf/
　　JCS2013_okumura_h.pdf
2)　筒井裕之 班長／2017／急性・慢性心不全診療ガイドライン（2017年改訂版）(pp.49-50)／日
　　本循環器学会，日本心不全学会　http://j-circ.or.jp/guideline/pdf/JCS2017_tsutsui_h.pdf
3)　小室一成，筒井裕之／2016／心不全症例におけるASV適正使用に関するステートメント（第2報）
　　／日本循環器学会，日本心不全学会　http://www.asas.or.jp/jhfs/pdf/info_20161024.pdf

■ 運動療法

1. 身体活動性の維持

　身体活動は、体力の維持・向上を目的として計画的・意図的に実
施する「運動」と、労働、家事、通勤、趣味などの日常生活を営む
上で生じる「生活活動」を合わせたものです[1]。

　運動には循環器疾患のリスク因子を是正する様々な効果がありま
す。心不全においても、中等度の運動強度の運動療法を実施すると、

表1　運動処方の内容

運動の種類	運動として何を実施するか（ウォーキング、体操など）
強　　さ	目標心拍数や「軽く息がはずむ程度」などの療養者の自覚的な目安
時　　間	1日30分〜60分（分割して実施してもよい）
頻　　度	週3〜7回（病状によって増減する）

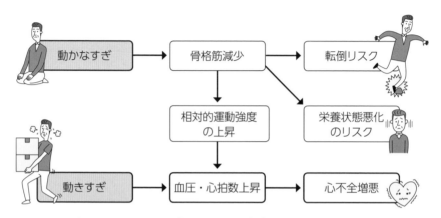

図1　心不全療養者の動きすぎ・動かなすぎがもたらす問題

運動耐容能（運動能力）が改善するほか、不安や抑うつの改善といった精神面への効果も明らかになってきています。ただし、NYHAIV度※1の療養者は、全身的な運動の適応になりません。循環器疾患をもつ療養者が安全に効果的な運動を行えるよう、医師の運動療法の許可や運動処方を確認することが必要です。運動処方では、運動の種類、運動の強さ、運動の時間、運動の頻度が示されます（表1）。運動を安全に行うために、無理はしないこと、運動の前後には準備運動と整理運動を行うこと、夏は脱水に注意し、冬は防寒することに注意します。

※1　NYHA（New York Heart Association）心機能分類。NYHAIV度は、心疾患のためいかなる身体活動も制限される状態です。

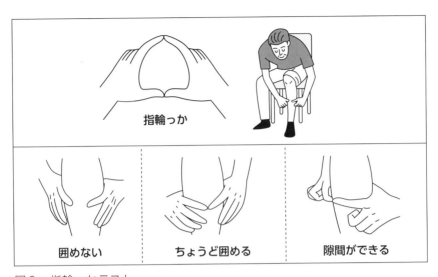

図2　指輪っかテスト
　　　Tanaka T, et al.Geriatr Gerontol Int 2018; 18：224-232より引用改変

　心不全の療養者では、動きすぎも動かなすぎも問題です（**図1**）。ですから、療養者の在宅生活における生活活動を含めた身体活動量を把握することが大切です。その際、**活動中の息切れや呼吸数増加、脈拍数増加、それらの症状の回復にかかる時間**を確認します。さらに、翌日に疲労感が残っていないか、体重が増加していないかも大事な視点です。このように身体活動量を調節し、身体活動性を維持することが、生活機能障害の予防につながります。

2．低強度レジスタンストレーニングとバランス訓練

　レジスタンストレーニングとは、いわゆる筋トレのことです。心不全を有する場合も、低強度のレジスタンストレーニングは安全に行えるとされています[2]。レジスタンストレーニングによって、大きな筋群の筋力が増すと、日常労作が容易になったり、心血管系へ

137

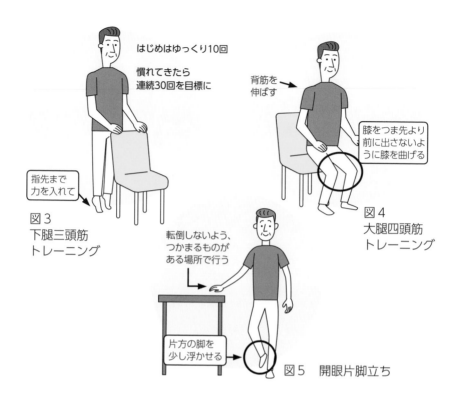

はじめはゆっくり10回

慣れてきたら
連続30回を目標に

指先まで
力を入れて

図3
下腿三頭筋
トレーニング

背筋を
伸ばす

膝をつま先より
前に出さないよ
うに膝を曲げる

図4
大腿四頭筋
トレーニング

転倒しないよう、
つかまるものが
ある場所で行う

片方の脚を
少し浮かせる

図5　開眼片脚立ち

の負荷が減るといった効果が期待できます。特に、高齢者の歩行機能保持は、転倒や廃用性筋委縮を予防するためにも重要で、歩行機能維持のためには、**抗重力筋トレーニング**が有用です[3]。抗重力筋は、下腿・大腿・腹部・背部・頸部の各部に張り巡らされています。高齢者の筋委縮は上肢よりも下肢に強く表れるといわれています。

　下腿筋量の簡便な指標として「指輪っかテスト」があります（**図2**）。囲めない人を基準としたときに、隙間ができる人は、骨格筋量の減少や筋力低下、身体機能低下といったサルコペニアと呼ばれる状態になるリスクが高いことがわかっており[4]、ちょうど囲める人や隙間ができる人には、レジスタンストレーニングの意義が大き

いと考えられます。

　下肢の代表的な抗重力筋として、下腿三頭筋と大腿四頭筋があります。下腿三頭筋トレーニングは、胸を張って、つま先立ちをくり返す運動を行います**(図3)**。大腿四頭筋トレーニングは、90度くらいまで膝を曲げるハーフスクワットを行います**(図4)**。いずれも、支えとなるものを用意するなど、安全を確保して行いましょう。これらのレジスタンストレーニングは、短時間でも続けることが効果につながります。

　高齢者の歩行機能の低下には、骨格筋の筋力低下だけでなく、バランス機能の低下が関与しているといわれています。高齢で心疾患をもつ方でもトレーニングによってバランス機能が改善することが知られています。バランス訓練として、つかまるものがある場所で1回10秒を目標に、左右1回ずつ開眼片脚立ちを行いましょう**(図5)**。

参考文献

1) 戸山芳昭 座長／2013／健康づくりのための身体活動基準2013（p.1）／厚生労働省　https://www.mhlw.go.jp/stf/houdou/2r9852000002xple-att/2r9852000002xpqt.pdf

2) 筒井裕之 班長／2017／急性・慢性心不全診療ガイドライン（2017年改訂版）(pp.50-52)／日本循環器学会，日本心不全学会　http://j-circ.or.jp/guideline/pdf/JCS2017_tsutsui_h.pdf

3) 葛谷雅文・雨海照祥／2018／新版 栄養・運動で予防するサルコペニア（pp.150-155）／医歯薬出版株式会社

4) Tanaka T, Takahashi K, Akishita M, Tsuji T and Iijima K／2018／"Yubi-wakka" (finger-ring) test : A practical self-screening method for sarcopenia, and a predictor of disability and mortality among Japanese community-dwelling older adults／Geriatrics & Gerontology International（18:224-232）

第2部 胸が苦しい　2章

ケアの実際

■ セルフモニタリング

■ポイント：セルフモニタリングとは、療養者が自らの病気によって引き起こされる症状を自覚し、記録するなどをして、「自分の体調を自分で管理」してもらうことです。

　激しい胸痛や、呼吸が苦しいなど、症状がわかりやすいとき、療養者は病院を受診します。しかし、「なんとなく胸に違和感がある」程度では、なかなか受診行動につながらない時もあります。心不全や心筋梗塞などの心疾患は、受診の遅れにより重篤化に至るおそれもあり、初期症状と対処方法について療養者・家族に説明することが大切です。

　とくに高齢者は多数の疾患を合併していたり、症状そのものを感知しにくかったり、苦しくても表現ができない場合もあるので、家族や訪問看護師などの客観的な観察が必要です。

■指導内容

　ただ、体重・血圧を測定してもらうだけではセルフモニタリングにつながりません。図3のように、「何か変だな」⇒「ちょっと血圧を測ろう」⇒「安静にしよう」というような一連の行動のプロセスが大切です。また、「自覚」するためには自分の身体への関心や、疾患の初期症状の理解が必要です。「体重増加は心不全の黄色信号」などの表現で、初期症状をわかりやすく療養者・家族に説明しましょう。「解釈」にたいしても、誤った自己解釈がないように正しい対処方法を具体的に指導することが大切です。

■心不全をもつ療養者のセルフモニタリング

　体重測定：毎日の体重測定は体液貯留の指標にもなるので、必ず

　測定するように指導します。毎朝、排尿後の測定が望ましいのですが、高齢で転倒の恐れなどがある場合は、訪問看護師の訪問時やデイサービスで測定するなど、可能な限りの範囲で行いましょう。

　日の単位で2kg以上増加する場合は、心不全増悪を疑います。普段の適正体重と受診の目安をあらかじめ確認し、指導することも必要です。

　浮腫の観察：下肢や顔などに跡がつくほどの浮腫がないか、安静にして良くなるのか、ひどくなるのか、いつもよりもひどい浮腫なのか、息切れなどの症状を伴うのかなどを指導していきます。サルコペニアの場合、低栄養によって浮腫が生じているときもあるので、食事の摂取状況などを確認していくことも重要です。

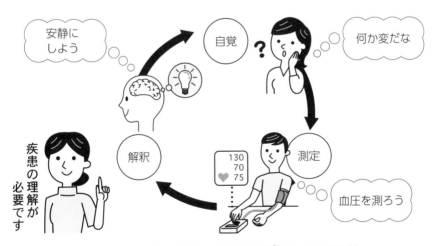

図3　セルフモニタリングにおける一連の行動プロセスの重要性

参考文献

加藤尚子・眞茅みゆき・池亀俊美/2012年/心不全ケア教本/メディカル・サイエンス・インターナショナル

第2部　胸が苦しい　2章

ケアの実際

■ 緩和ケア

　緩和ケアは「生命を脅かす疾患による問題に直面している患者家族に対して、身体的問題、心理社会的問題、スピリチュアルな問題を早期に発見し、的確なアセスメントと対処を行うことによって、苦しみを予防し、和らげることで、QOLを改善するアプローチ」です。これまで、国内での緩和ケアの対象は主にがん患者という認識がされてきましたが、2014年のWHOの報告で、人生の最終段階に緩和ケアを必要とする者の疾患別割合の第1位が循環器疾患、第2位がんとなっています。全ての循環器疾患の終末像は心不全であり、ここでは心不全の緩和ケアの特徴や、心不全をもつ在宅療養者に対する緩和ケアについて述べていきます。

1．心不全緩和ケアの特徴

　図1に示したように、がんと心不全の経過は異なります。よって、心不全の緩和ケアの特徴として、1．対象に高齢者が多い。2．症状の緩和が心不全の治療そのものである。3．機械的補助や心臓移植（適応は65歳未満）などの積極的治療の選択肢が残されていることもある。4．増悪期〜寛解期を繰り返し、予後予測が困難であるなどが挙げられ、心不全緩和ケアの困難さも、これらが原因と考えられます。心不全緩和ケアとは終末期のみを対象とせず、発症早期からの介入により、「心不全を抱えながら最後までその人らしく生きることを支えるケア」と医療者、療養者家族や社会がまず認識していくことが重要です。

2．在宅での心不全緩和ケア

　心不全終末期に表れやすい症状として、呼吸困難感、浮腫、倦怠

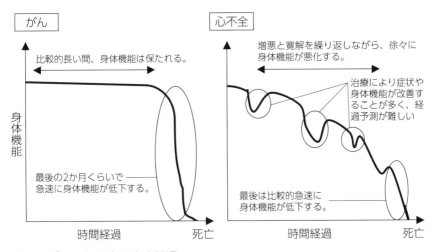

図1　がんと心不全の疾病経過
　　出典：循環器疾患の患者に対する緩和ケア提供体制のあり方について（厚生労働省ホームページ）https://www.mhlw.go.jp/stf/shingi2/0000204785.html　一部改変して使用

感、消化器症状（食欲不振・悪心・便秘）、疼痛（とうつう）、口渇（こうかつ）などが挙げられます。また、不安や抑うつ、睡眠障害などもみられます。症状の緩和のためには、まず心不全の標準的治療を行いながら、在宅酸素療法の導入や、現在は保険適応はありませんが、少量のオピオイド投与も考慮されます。症状緩和＝心不全治療である以上、入院して積極的加療をするかの判断を迫られることが多いと考えられます。そのため、療養者家族と医療者が、日頃から人生の最終段階をどこでどのように過ごしたいのか、話し合い、共有していくプロセスが重要となります。

3．心不全の緩和ケアの意思決定支援

　心不全とともに最後までより良く生きるためには、介入早期から、継続的に、療養者家族の望み、価値観、死生観などを医療者と共有し、治療方針やケアに繋いでいく意思決定支援が重要です。意思決定支援を含めたケアは、多職種チームで行うことが望ましく、

第2部 胸が苦しい　2章　ケアの実際

医療者は、今後考えうる治療の選択肢や正しい情報を与えながら、療養者家族の気持ちの揺れ動きは当然のことと受け止め、チームが柔軟性を持ち、療養者にとって最善の選択を検討しなければなりません。

　心不全療養者では、ペースメーカーや植込み型除細動器（ICD）などのデバイスが装着されている療養者もいます。療養者本人が意思表示できる時期から、人生の最終段階を迎えた時に受けたい医療や受けたくない医療を話し合っていくことも必要です。

　看護師は、チームの中で療養者家族の本音を聞き出すことができる職種であると考えます。訪問看護師の役割として、生活の場における意思決定支援の一翼を担い、療養者家族の意思をすくい上げ、それを病院や施設、多職種に繋いでいくコーディネーター（調整役）となることが期待されます。

4. 「心不全の緩和ケア」のポイント

　　1. 心不全の緩和ケアとは終末期のみを対象とせず、発症早期からの介入により、「心不全を抱えながら最後までその人らしく生きることを支えるケア」である。
　　2. 心不全終末期に表れやすい症状として、呼吸困難感、浮腫、倦怠感、消化器症状（食欲不振・悪心・便秘）、疼痛、口渇、不安や抑うつ、睡眠障害などがあり、それらの症状により、どの程度安楽や生活の質が影響されているのかをアセスメントする。
　　3. 日頃から療養者家族と、もしもの時の治療の希望や療養場所について話し合う機会を持つ。
　　4. 訪問看護師は、療養者家族の意思決定を支え病院や他職種へ繋ぐ役割を担う。

引用・参考文献

大石醒悟ら編集：心不全の緩和ケア，南山堂，2014.

菅野康夫ら監修：多職種カンファランスで考える心不全緩和ケア，南山堂，2017.

平原佐斗司：総論　非がん患者の緩和ケアとは，コミュニティケア，日本看護協会出版会，Vol.19，No.6，p10-14，2017.

大西香代子：意思表示を引き出す際の患者本人への支援―看護者の役割，日本看護協会出版会，Vol.59，No.2，p44-47，2002.

日本心不全学会ガイドライン委員会編集：高齢心不全患者の治療に関するステートメント，一般社団法人　日本心不全学会，2016.

厚生労働省：循環器疾患の患者に対する緩和ケア提供体制のあり方について，https://www.mhlw.go.jp/stf/shingi2/0000204785.html，2018年

社会資源

心疾患管理において、増悪、再入院予防のためには、療養者自身が、退院後の日常生活における疾患管理行動（確実な服薬、セルフモニタリング、減塩、活動調整など）を取っていかなければなりません。高齢者であれば、家族の協力が必須となりますが、独居や老々介護、その他の事情により、本人や家族が疾患管理できない、または不十分な場合、社会資源の導入が必要となります。しかし、心疾患をもつ療養者はADLが保たれていることも多く、介護認定が低くなりがちです。

療養者が、心疾患を抱えながら住み慣れた場所でその人らしい生活・人生を送るためには、病院と地域が、継続的かつ包括的な支援を行っていくことが必要です。日頃から病院と地域のスタッフ同士が、顔の見える関係を築いていくことが大事です。

1．心疾患をもつ療養者が必要とする社会資源の例
●訪問看護師のバイタルサイン・体重測定、全身状態観察による、心不全増悪徴候の評価とモニタリング

- 訪問看護師による、食事指導、活動量調整指導
- 訪問看護師やヘルパーによる服薬確認・服薬支援
- ヘルパーなどによる家事代行サービス
- 入浴サービス
- 宅配弁当による食事管理
- 住居、居室の整備、改修
- 訪問やデイケアなどでの、フレイル防止のためのリハビリテーション
- 在宅酸素療法（HOT)、持続式陽圧呼吸療法（CPAP)
- 遠隔モニタリングシステム

2．心疾患をもつ療養者が使用可能な社会資源

1. 介護保険：第一被保険者（65歳以上）はADLによって介護度が決まるため、病状の安定している状態での評価では介護度は低く判定されます。第二被保険者（40〜64歳）は、国の指定する16疾病に心疾患は入っていないため該当しません。

2. 医療保険：特別訪問看護指示書で月14日を限度に訪問看護が利用できますが、それ以外は回数制限があり、介護保険認定を受けていると介護保険給付が優先されてしまいます。

3. 障害者手帳：心臓障害で取得し、1.2級で医療費の助成が受けることができます。ペースメーカー、植込型除細動器（ICD)、弁置換術後で１級に該当しますが、平成26年（2014年）の改正により、ペースメーカー、ICD植込み患者は、３年以内に再認定が行われ、この結果、ADLが保たれている多くの患者は１級に該当せず、医療費の助成を受けることができにくくなりました。

4．難病医療費助成制度：国の指定した疾病の診断で、医療費及び一部の介護サービスに関する費用が助成されます。心疾患では、肥大型心筋症、特発性拡張型心筋症、拘束型心筋症といった心筋症や、ファロー四徴症、単心室症などの先天性心疾患が対象です。

5．障害年金、生活保護など：心疾患のために仕事に就けない場合が対象ですが、該当要件を満たす必要があり、受給までには時間や労力を要します。

3．「心疾患をもつ療養者の社会資源」のポイント

1．病院と地域が事前にカンファランスで情報共有や情報交換を行う

2．療養者毎の病状、生活様式、社会背景に見合った社会資源を検討し導入する

3．こまめに病院スタッフと連携を取りながら増悪予防に努め、増悪時や緊急時の対応を共有しておく

参考文献

中麻規子ら：看護師が選ぶ！最新キーワード5　患者指導＆管理編，ハートナーシング，Vol.29，No.9，p35-42，2016年.

安永環子：心疾患患者に提供される社会資源の問題点，緩和ケア，Vol.27，6月増刊，p67-72，2017年

増子由美：めっちゃわかる！　高齢者心不全　第11回　えっ!?入院したばっかりやで！〜高齢者心不全の在宅療養支援〜，ハートナーシング，Vol.30，No.11，p90-95，2017年.

厚生労働省：平成30年1月24日　第2回循環器疾患の患者に対する緩和ケア提供体制のあり方に関するワーキンググループ　資料4　循環器疾患患者の社会的苦痛とその対応について，2018年
https://www.mhlw.go.jp/file/05-Shingikai-10901000-Kenkoukyoku-Soumuka/0000191989.pdf

■ まとめ

　循環器疾患の医療は、治療の高度化、低侵襲化が進んでいますが、療養者の高齢化や病態の複雑化により地域医療や介護との連携が必要なケースが増加しています。さらに、若い世代や壮年期においては、生活習慣病患者の増加や、治療の進歩に伴い長期にわたり高度な疾病管理を必要とするケースが増えています。循環器疾患の多くは、生活の仕方が病状を左右することから、生活の場でのアセスメントを丁寧に行い、生活調整の視点を疾病管理に組み込んでいくことが大切となります。そのために身体機能のみならず、栄養、心理、認知機能、社会的側面などを含めて、循環器疾患をコントロールしていくことが必要であり、多職種によるアプローチが不可欠です。この疾病管理を行う場は「病院完結型」から「地域完結型」への転換の推進が図られています。しかしながら、循環器疾患療養者は緊急性の高い状態に陥ることも多いために、地域でみていくことは困難を伴い、「地域完結型」になかなか進まないのが現状です。在宅においても、緊急時には本人の意思に基づいた、迅速な対応ができるように事前に調整や相談をしておくことが重要となります。そのためには、療養者・家族と循環器疾患を扱う急性期病院、地域の診療所や介護事業所が、すぐに相談を行えるような顔の見える場や仕組みづくりの推進が大切であり、地域や在宅での循環器疾患をもつ方の療養を推進するための鍵になります。

付録

知っておきたい在宅医療機器
～呼吸・循環器編～

在宅酸素療法では、取り扱い機器メーカーとの連携が重要です。チームで包括的な呼吸管理ができるよう、ぜひ知っておきたい機器ラインナップをご紹介します。

在宅酸素療法（HOT）関連機種ラインナップ

	写真	機種名	製造販売元
在宅酸素濃縮装置	据置型（5L器）	クリーンサンソ FH-100/5L	フクダ電子株式会社
		在宅で高濃度酸素を吸入するために用いる最も主流な機械です。家庭用コンセントで電源をとり、外気を吸気し、90％ほどの高濃度酸素を連続生成、吐出できます。処方流量、さらに生活スタイルにあわせて機種が選択されます。5L/分まで対応できるコンパクトな機種で、自動清掃機能付きのため、毎日のフィルタ掃除が不要です。	
	据置型（3L器）	クリーンサンソ FH-310S	フクダ電子株式会社
		上記と同様に据置型で、3L/分まで対応可能です。静音性にこだわり、動作音はささやき声程の30ｄＢです。特に、酸素を生成する回路が切り替わる時の「切替音」が小さく、耳障りな音を抑えています。	
	可搬型（3L器）	エアウォークウィズ AW-110	株式会社メトラン
		据置型とは異なり、屋外でも使用できるように内部バッテリを有し、携帯性に特化しています。通勤、外出や旅行の時などに携帯し、充電しながら使用することができます。DCアダプタにより、自動車の中でも充電・使用できるタイプです。連続0.1L/分から同調3L/分まで対応でき、コンパクトでありながら静音性に優れています。	
酸素ボンベ		グリーンバルブ付ボンベ	株式会社 大東バルブ製作所
		ボンベ容器の中に圧縮された高圧酸素が入っており、外出時などに使用できます。酸素ボンベの持続時間を長くする同調器と共に使用することが一般的です。流量調整器がボンベと一体型となっており、療養者がボンベ交換の度に流量調整器を着脱する必要がありません。	

呼吸同調器		オキシキューブ OXYCUBE	株式会社メトラン
		酸素ボンベの持続時間を長くするために、酸素ボンベと療養者の間に接続して、療養者が吸気した瞬間のみ酸素を吐出する器械です。一般的に、使用することで3倍長持ちすると言われています。また、酸素ボンベが空になるとお知らせするアラームなども付いています。酸素を節約しつつ、連続供給時と同等のFiO$_2$を目指しています。	
パルスオキシメータ		エニィパル ATP-01MB	フクダ電子株式会社
		SpO$_2$と脈拍を指先から経皮的に測定できる、療養者自己測定用のパルスオキシメータです。歩数も記録し、身体活動性の維持・向上にお役立ていただけます。	
		エニィパルウォーク ATP-W03	フクダ電子株式会社
		HOT導入時や、HOT使用療養者の経過観察のための検査などに使用する、医療機関用の連続パルスオキシメータです。SpO$_2$と脈拍のほかに、歩数・体動のデータを記録します。入浴時にも使用できる防水タイプです。時間内歩行試験に特化した歩行試験モードも備えています。	
カニューラ		アトム酸素鼻孔カニューラ OX-28	アトムメディカル株式会社
		鼻腔より酸素を供給する器具です。酸素を吸入しながら会話や食事ができるため、広く使われています。常時口呼吸の療養者には推奨できません。また、酸素流量6L/分を超える場合は、通常の加湿では鼻粘膜を直接刺激するため、推奨できません。	
マスク		上：酸素フェースマスク 下：酸素フェースマスク　リザーバーバッグ付	アトムメディカル株式会社
		マスク内に溜まった呼気ガスを再呼吸しないように、通常5L/分以上の場合に使用します。リザーバーバッグ付き（下）は、酸素チューブから流れる酸素と、リザーバーバッグに溜まった酸素を吸入するため、より高濃度の酸素吸入ができます。リザーバーバッグ内に充分な酸素を貯めるために、酸素流量は6L/分以上に設定します。	
リザーバー付鼻カニューラ		上：オキシマイザーコンサービングカニューレ 下：オキシマイザーペンダント	日本ルフト株式会社
		酸素節約を目的に使用されることが多く、高濃度酸素投与が必要な際に用いられます。鼻カニューラの流出口にリザーバーが付いたもの（上）と、ペンダントのように胸元にリザーバーが付いたもの（下）があります。	

HMV[※]/CPAP/ASV関連機種ラインナップ

	写真	機種名	製造販売元
在宅 人工呼吸器		上：クリーンエア prismaVENT	株式会社フクダ産業
		下：クリーンエア ASTRAL	レスメド株式会社
		院内配管は必要なく、部屋の空気を機器内部のモーターで取り込み送気する方式が用いられており、近年は小型・軽量化されています。在宅人工呼吸療法の方法としては、マスクによる非侵襲的方法（NPPV）と気管切開下で行う気管切開下陽圧人工呼吸（TPPV)があります。	
加温加湿器		MR810	Fisher & Paykel Healthcare
		加温加湿器に取り付けられたチャンバの水を温めることによって、人工呼吸器から送気された空気を加温加湿する医療機器です。気道を加温加湿した空気が通過することで喀痰貯留の防止や気道クリアランスの改善を行います。	
排痰補助装置		コンフォートカフⅡ	株式会社スカイネット
		呼吸器疾患や神経・筋疾患などの呼吸機能障害により、胸郭コンプライアンスの低下や換気量の減少、筋力低下などを引き起こし、十分な排痰が行えなくなる療養者に対して排痰を促す医療機器です。	
マスク		上：ネーザルマスク 左下：ピローマスク 右下：フルフェイスマスク	レスメド株式会社
		NPPVで使用するマスクです。 鼻呼吸が生理的であるため、ネーザルマスクやピローマスクを第一選択としますが、開口により空気が漏れて有効な換気ができない場合はフルフェイスマスクを使用します。	
外部電源		上：外部バッテリ 下：DCアダプタ	レスメド株式会社
		外部バッテリは、内部バッテリに加え、移動時等の長時間駆動する際や、災害時の予備電源として使用されます。 DCアダプタは、車のシガーソケットから電源供給をする際に使用します。	

※HMV：Home mechanical ventilation.

HMV/CPAP/ASV関連機種ラインナップ

	写真	機種名	製造販売元
CPAP： 経鼻的持続陽 圧呼吸療法	①	①AirSense10 Respond/ AirSense10	レスメド株式会社
		②ドリームステーション Auto	株式会社 フィリップス・ ジャパン
		③SleepStyle	Fisher & Paykel Healthcare
		④AirMini	レスメド株式会社
	② ③ ④	睡眠時無呼吸症候群（SAS）とは寝ているときに何度も無呼吸や低呼吸を繰り返し、熟睡できずに昼間の眠気や起床時の頭痛などをはじめ、さまざまな合併症を引き起こす病気です。睡眠中におおきなイビキをかく、夜中に何度も目が覚める、日中傾眠や居眠り運転をよく起こしそうになるなどの症状があり、日本人の2～3％潜在療養者がいると推定されています。CPAPは、睡眠時無呼吸症候群の療養者を対象に、寝ているときに鼻マスクを装着し、塞がった気道に空気を送り込んで、気道を押し広げて喉の塞がりを防ぐことにより、睡眠中の無呼吸を予防する治療法です。	
ASV：二層式 気道陽圧呼吸 療法		レスメド AirCurve10 CS-A/ AirCurve10 CS-A	レスメド株式会社
		心不全療養者の多くは、呼吸の乱れ（チェーン・ストークス呼吸など）や呼吸困難を伴うことが少なくありません。その結果、血液中の酸素不足から、心臓の負担が増え、心機能（心不全）を悪化させる場合があります。ASVは、マスクを装着して使用することにより、呼吸を補助し、乱れた呼吸を整え、酸素不足を解消し、生活の質（QOL）の向上や心機能の改善などが期待できる治療法です。	

和文索引

157

在宅ケアのためのエッセンス
～息が苦しい・胸が苦しい～　対応とそのポイント

2020年3月23日発行　第1版第1刷

◆監　修　　　大草知子　松永和人　吉田俊子　亀井智子

◆執　筆　　　第1部　松永和人／濵田和希／酒木　保／亀井智子／若林律子
　　　　　　　　　　　猪飼やす子／岡本香津美／上田博臣／中西美貴

　　　　　　　第2部　大草知子／名尾朋子／柿並洋子／吉田俊子
　　　　　　　　　　　李民純／東雲紀子／菅原亜希

◆発行者　　　盛山裕樹

◆発行所　　　株式会社エム・イー・タイムス
　　　　　　　〒113-8420　東京都文京区本郷2-35-8
　　　　　　　電話（03）5684-1285　http://www.me-times.co.jp/

◆編集担当　　飯酒盃仁美　八幡一朗　松本可愛
◆印刷・製本　大日本印刷株式会社
◆イラスト　　太中 トシヤ（sugar）

©2020METime's　Printed and bound in Japan
ISBN　978-4-943920-22-9

"胸が苦しい"療養者アセスメント

**見極め
ポイント** 在宅訪問時、訪問看護師が何を確認したらよいか、
どんな情報が必要か、どんな事を伝えてほしいかのポイントはこちら

- バイタルサイン、意識レベル、SpO$_2$、異常呼吸、呼吸音、浮腫の有無、
  皮疹の有無、呼吸困難以外の症状
- すぐに救急受診が必要なのかどうか、入院が必要そうかどうか、緊急を要する状態
  判断できるように伝えてほしい。
- 発症様式(いつ発症したか。発症は突然か、それとも徐々に症状が出現しているか
- 既往歴(特に心疾患や肺疾患の既往)
- 通院歴(かかりつけの主治医)
- 家族関係(キーパーソンなど)
- 普段のADLや介護度

医師が現場の訪問看護師に対応してもらいたいと考えていること

胸痛 → 安静、亜硝酸剤舌下(処方されている場合)

動悸 → 安静、検脈、抗不整脈薬頓服(処方されている場合)

喘鳴・意識レベル低下・ショック → ただちに救急車要請(119番通報)

意識消失・呼吸停止 → 心臓マッサージ開始と同時に救急車要請(119番通報)

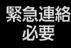

**緊急連絡
必要**

① 意識レベル、バイタルサインの異常
② 起坐呼吸の出現
③ チアノーゼの出現、SpO$_2$ (%) の低下
④ 急性発症した胸背部痛
⑤ 脈拍の異常(頻脈・徐脈)

上記の症状がみられたら、医師に緊急連絡!

緊
・激
・意
・血
・呼
・冷

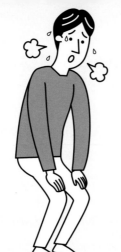

ガイド

息が苦しい編

1 評価

かどうか

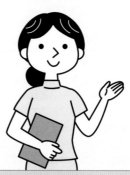

2 対応
急変のにおいをかぎわけ、医師やスタッフと連携して対応しましょう

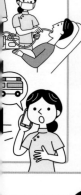

在宅で遭遇しやすい疾患ベスト5

1位　肺炎　　2位　慢性心不全の急性増悪　　3位　喘息発作
4位　COPD急性増悪　　5位　痰詰まり・誤嚥

どんな症状がみられたら、どの病気の可能性が高いの？

発熱　　　　　　　→　肺炎
吸気時の喘鳴　→　窒息、痰詰まり
呼気時の喘鳴　→　喘息、COPD、慢性心不全の急性増悪
口すぼめ呼吸　→　COPD
喀血　　　　　　　→　気管支拡張症、肺癌、肺結核、肺血栓塞栓症
胸痛　　　　　　　→　気胸、肺血栓塞栓症、肺炎
四肢のむくみ　→　慢性心不全の急性増悪
皮膚の発赤や皮疹　→　アナフィラキシー

3 緊急連絡

急度の高い　症状

・難（SpO₂低下）
・意識レベル低下
・胸痛

緊急度の高い　疾患

・肺炎
・喘息発作
・COPD急性増悪
・気胸
・間質性肺炎の急性増悪

・慢性心不全の急性増悪
・アナフィラキシー
・肺血栓塞栓症
・ARDS
・窒息

"息が苦しい"療養者アセスメント

**見極め
ポイント** 在宅訪問時、訪問看護師が何を確認したらよいか、
どんな情報が必要か、どんな事を伝えてほしいかのポイントはこちら

- バイタルサイン、意識レベル、SpO_2、異常呼吸、呼吸音、浮腫の有無、
  皮疹の有無、呼吸困難以外の症状
- すぐに救急受診が必要なのかどうか、入院が必要そうかどうか、緊急を要する状態
  判断できるように伝えてほしい。
- 発症様式 (いつ発症したか。発症は突然か、それとも徐々に症状が出現しているか
- 既往歴 (特に心疾患や肺疾患の既往)
- 通院歴 (かかりつけの主治医)
- 家族関係 (キーパーソンなど)
- 普段のADLや介護度

医師が現場の訪問看護師に対応してもらいたいと考えていること

窒息が疑わしければハイムリック法

痰詰まりであれば喀痰吸引や排痰ドレナージ法

喘息発作 → 気管支拡張薬の吸入 (処方されている場合)

意識レベル低下・ショックがみられたらただちに救急車要請

**緊急連絡
必要**

① 意識レベル、バイタルサインの異常

② 異常呼吸の出現

③ チアノーゼの出現、SpO_2 (%) の低下

④ 急性発症した息苦しさ

上記の症状がみられたら、医師に緊急連絡!

緊

・呼吸E

・冷汗

・喀血

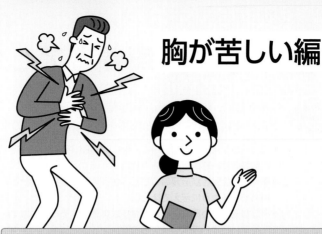

ク

ガイド

胸が苦しい編

1 評価

かどうか

2 対応

急変のにおいをか
ぎわけ、医師やス
タッフと連携して
対応しましょう

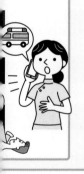

在宅で遭遇しやすい疾患ベスト5

1位　狭心症、急性心筋梗塞　　2位　心因性疾患

3位　心不全の急性増悪　　4位　逆流性食道炎、胃潰瘍

5位　神経痛、筋肉痛

どんな症状がみられたら、どの病気の可能性が高いの？

手掌で示す左前胸部痛　➡　狭心症、急性心筋梗塞

移動する胸背部痛　➡　急性大動脈解離

食事で悪化　➡　逆流性食道炎、胃潰瘍、胆のう炎、膵炎

体動で悪化　➡　神経痛、筋肉痛

呼吸困難　➡　肺血栓塞栓症、胸膜炎

浮腫　➡　心不全の急性増悪

発熱　➡　心膜・心筋炎、肺炎・胸膜炎

喀血　➡　肺血栓塞栓症、左心不全増悪

皮疹　➡　帯状疱疹

3 緊急連絡

緊急度の高い 症状

・しい胸痛

・識レベル低下

・圧低下

・吸困難（SpO$_2$低下）

・汗

緊急度の高い 疾患

・急性大動脈解離　　・肺血栓塞栓症

・急性心筋梗塞　　・緊張性気胸

・心不全の急性増悪　　・心筋炎